广东省性病规范化诊疗培训与管理技术手册

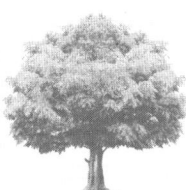

主　编　杨立刚　杨　斌
编写人员　杨立刚　杨　斌　张晓辉
　　　　　柯吴坚　王柳苑　任旭琦
　　　　　郑和平　胡治丽　袁立燕
主　审　王千秋　周平玉
顾　问　Beng Tin Goh

广东高等教育出版社
Guangdong Higher Education Press
·广州·

图书在版编目（CIP）数据

广东省性病规范化诊疗培训与管理技术手册/杨立刚，杨斌主编．—广州：广东高等教育出版社，2019.11（2023.6 重印）
ISBN 978-7-5361-6574-8

Ⅰ．①广… Ⅱ．①杨… ②杨… Ⅲ．①性病-诊疗-手册 Ⅳ．① R759-62

中国版本图书馆 CIP 数据核字（2019）第 188841 号

出版发行	广东高等教育出版社
	社址：广州市天河区林和西横路
	邮编：510500
	电话：(020) 87554152　87553735
	http://www.gdgjs.com.cn
印　刷	佛山市浩文彩色印刷有限公司
开　本	850 毫米 × 1 168 毫米　1/32
印　张	4.5
字　数	120 千
版　次	2019 年 11 月第 1 版
印　次	2023 年 6 月第 2 次印刷
定　价	24.00 元

（版权所有，翻印必究）

前　言

性病的广泛流行对人民生命健康构成危害，而且可能增加艾滋病的传播。及时准确诊断性病并给予相应治疗，可有效控制性病传染源，切断性病传播途径。规范的性病诊疗同时包括了性病监测、性伴追踪及健康教育内容，因此提高性病临床服务的可及性及服务质量对于控制性病在大众的流行意义重大。

提供性病诊疗服务的人员即包括了皮肤性病门诊的专业人员，也包括妇产科、感染科、泌尿科、生殖医学科等其他学科人员，因此编写一本适用于各学科从业人员的性病诊疗培训手册十分必要。此手册在最初设计上是希望给从业人员提供一本方便易用的临床手册，可以满足不同背景从业人员的性病临床诊疗需求。在结构设计上，第一、二章介绍了性病诊疗的基础临床知识，包括性病病史询问及体格检查，性病检测样本采集及常用实验室检测方法。第三章为性病门诊不同就诊者的临床管理，在本章中，我们把性病门诊就诊者分为无症状就诊者、尿道分泌物就诊者、阴道宫颈分泌物就诊者、肛门生殖器溃疡就诊者，根据不同就诊者的表现和手册提供相应的检测推荐及诊疗流程。考虑到男男性行为人群是性病临床服务的重要人群，因此也将男男性行为者性病检测放入此章节中。第四章为常见性病及生殖道感染诊断治疗，方便临床工作者在诊断明确的情况下，对常见性病的诊疗进行进一步的了解。第五章的妊娠哺乳期性病的检测及临床管理，第六章的女性宫颈癌筛查及HPV疫苗也是目前性病临床诊疗经常遇到的问题，在本手册中单独成章，以方便临床工作者使用。第七章的开展性病临床服务基本要求，对开展性病临床服务的场地、人员、设备及一些软性条件做了要求，这些要求是通过参考其他行业的标准而制定，主要用于性病诊疗质量控制的管理。梅毒及淋病是国家规定上报的乙类传染病，我们在附录中收录了"梅毒行业诊断标准"及"淋病行业诊断标准"，以方便临床工作者查阅。

本手册的检测推荐及治疗推荐尽量与国家性病诊疗指南一致，但也有一些特色，比如我们更多使用"肛门生殖器疣"代替国内普遍使用的"尖锐湿疣"这一名称。肛门生殖器疣这一名词在国际上使用更加广泛。

在本手册的设计、撰写和审读过程中，我们得到了国家性病中心陈祥生教授、尹跃平教授，广东省性病诊疗医疗控制中心专家组郑和平、曾凡钦、李其林、张锡宝、郭庆、韩建德、杨文林、温炬、叶兴东、黄进梅、薛耀华、翁智胜、李鸣九、梅淑清、欧阳烈、吴昌辉、阮建波、赖庆松，以及一些未能列出姓名的专家教授的大力支持和帮助，对此我们表示由衷的感谢。

  本手册编写的初衷是提供一本满足各学科性病诊疗从业人员的性病诊疗培训手册，希望手册的出版发行能达到我们最初的设计目的。同时欢迎读者在使用过程中对手册的内容提出改进意见，这些建议对于我们以后进一步改进手册的结构及内容是至关重要的。

目录

第一章 性病病史询问及体格检查 ··················· 1
- 第一节 性病病史询问 ································ 1
- 第二节 体格检查 ····································· 3

第二章 性病检测样本采集及常用实验室检测方法 ······ 8
- 第一节 性病检测常用样本及采集方法 ················· 8
- 第二节 性病检测常用实验室方法及意义 ·············· 14

第三章 性病门诊不同就诊者的临床管理 ·············· 20
- 第一节 无症状就诊者性病检测及临床管理 ············ 20
- 第二节 尿道分泌物诊断及临床管理 ·················· 24
- 第三节 阴道宫颈分泌物诊断及临床管理 ·············· 29
- 第四节 肛门生殖器溃疡诊断及临床管理 ·············· 34
- 第五节 男男性行为者性病检测 ······················ 39

第四章 常见性病及生殖道感染诊断治疗 …… 41

第一节 淋病 …… 41
第二节 沙眼衣原体感染 …… 45
第三节 生殖支原体感染 …… 49
第四节 梅毒 …… 51
第五节 生殖器疱疹 …… 56
第六节 肛门生殖器疣 …… 59
第七节 生殖器念珠菌病 …… 62
第八节 细菌性阴道病 …… 65
第九节 滴虫性尿道炎、阴道炎 …… 67

第五章 妊娠哺乳期性病的检测及临床管理 …… 70

第六章 女性宫颈癌筛查及HPV疫苗 …… 76

第一节 性病门诊提供宫颈细胞学检查策略 …… 76
第二节 HPV疫苗 …… 77

第七章 开展性病临床服务基本要求 …… 80

附录一 梅毒行业诊断标准 …… 84
附录二 淋病行业诊断标准 …… 119

第一章
性病病史询问及体格检查

性病病史询问及体格检查是正确诊断性病的重要步骤。通过病史询问及体检可以评价疾病现状，评价就诊者患性病的危险性，同时为检测及此后的性伴通知做准备。

第一节　性病病史询问

性病病史询问应完整详细地询问病史，包括现病史、性接触史、既往 HIV 及梅毒检测史、既往其他疾病史及用药史等。女性就诊者还应询问月经史、生育史和接受宫颈癌筛查等。

一、现病史询问内容

询问内容重点包括是否出现以下几种症状及症状转归情况。

- 尿道、阴道分泌物异常增多。
- 排尿困难。
- 腹部或阴囊部位疼痛不适。
- 生殖器部位出现溃疡、疣体或皮疹。

- 其他相关症状，如眼结膜发红、分泌物或关节红肿疼痛等。

二、性接触史

性接触史询问目的是了解就诊者可能感染性病的风险、可能感染性病时间及传染途径，为随后的性病检测取样提供依据，为随后可能需要的性伴通知提供线索。因询问性接触史关乎就诊者隐私，开始询问前要向就诊者解释为什么要询问性生活史，应告知就诊者会保护其隐私。询问性接触史要做到不评判，不"假设"，即不对就诊者的行为进行道德评判，不能假设就诊者的性接触是固定的性别、固定的方式等。

性接触史询问内容包括以下几方面内容。
- 最后一次性生活情况，包括性伴性别、性交方式、安全套使用情况等。
- 最近3个月或上次就诊之后性伴数及性生活史，包括临时性伴数及固定性伴数、性交方式（如阴道交、口交、肛交或其他方式）、安全套使用情况等。
- 一些性病就诊者的性接触史的询问可以追溯更长的时间，例如为判断早期还是晚期梅毒，通常需要询问两年前的性生活情况。

三、既往HIV及梅毒检测史

询问并记录既往HIV及梅毒检测史。若此前已诊断为HIV感染者，应记录诊断时间、治疗情况。若既往诊断为梅毒患者，应记录诊断时间、治疗情况（药物及疗程）。

四、既往其他疾病史及用药史

询问并记录既往其他病史，若患有其他疾病，询问并记录用药治疗情况。

询问并记录过往或现在有无吸食或静脉注射毒品史。

五、月经史、生育史、接受宫颈癌筛查

女性就诊者应询问并记录月经情况、生育史、既往接受宫颈癌筛查情况。

第二节　体格检查

为就诊者进行体格检查时应有人陪护，尤其当男性医务人员为女性就诊者进行检查时，女陪护人应全程在场陪同。

一、男性就诊者检查

1. 检查前准备

在开始检查之前，应尽量使就诊者放松。应准备好检查用手套和塑料围裙。如要进行实验室检查，应同时准备好相应样本采集工具，如棉拭子、培养皿等。

2. 检查内容

进行生殖器检查时，首先，应该检查阴毛，以排除发生生殖器感染，例如阴虱。阴虱会产卵，近距离观察阴部

可看到虱卵。应对腹股沟进行触诊，检查淋巴结是否有红肿触痛。另外，应对附睾和睾丸进行触诊，判断是否存在与附睾炎或睾丸附睾炎有关的肿胀或触痛，还应该检查就诊者是否存在睾丸肿块。

其次，应仔细检查生殖器部位皮肤是否存在皮肤病变，例如生殖器疣、传染性软疣等。对于未接受包皮环切术的就诊者，应轻轻翻开阴茎包皮，检查包皮下部位是否存在龟头炎或其他皮肤病变。

最后，仔细检查尿道口是否存在生殖器分泌物或其他病变。可在向就诊者解释流程后，通过挤压尿道的方式检查尿道是否存在分泌物；另外也可要求就诊者自己挤压尿道。淋菌性尿道炎就诊者分泌物通常量多，呈脓性；非淋菌性尿道炎就诊者的尿道分泌物通常量少、脓性特征不显著。

如有生殖器以外的皮肤损害，应进行相应检查并记录。

二、女性就诊者检查

1. 检查前准备

在开始检查之前，应尽量使就诊者放松。应提前准备好检查用手套和塑料围裙及窥阴器。如要进行实验室检查，应同时准备好相应样本采集工具，如棉拭子、培养皿、衣原体检测拭子等。

检查时，最好让就诊者使用截石位，这可以尽量提高就诊者舒适度。

2. 检查内容

首先,检查阴阜部,排除生殖器寄生虫等感染的可能性,例如阴虱。接着对腹股沟进行触诊,判断是否存在淋巴结肿大。随后检查大阴唇、小阴唇、阴道口、会阴和肛周区域是否有各种皮肤损害,如生殖器疣、传染性软疣、溃疡等。检查尿道口是否有分泌物等。

然后,使用窥阴器检查阴道,分开阴道壁,检查阴道是否有分泌物,分泌物是否异常,有无生殖器疣。检查宫颈部位有无充血、潮红、溃疡及疣状损害。受激素水平的影响,子宫颈会出现子宫颈异位,需注意鉴别。子宫颈炎时子宫颈分泌物增多,可使用大号棉拭子清洁子宫颈口,以便进一步的观察。

正常阴道会出现少量分泌物。在检查时发现薄层淡灰色分泌物通常提示细菌性阴道病。阴道毛滴虫引起的阴道炎分泌物常见外观呈黄色泡沫状,念珠菌属引起的念珠菌性阴道炎分泌物呈白色凝乳状。

如需检查阴道 pH 值,可用塑料环蹭刮阴道壁后,轻擦 pH 试纸。正常阴道 pH 值呈酸性,低于 4.5。如高于这一数值,通常与细菌性阴道病或阴道毛滴虫感染有关。

如有生殖器以外的皮肤损害,应进行相应检查并记录。

二、直肠检查

无论男性就诊者还是女性就诊者,如果有接受肛交历史,均应对直肠部位进行检查。男性和女性直肠检查方法是完全相同的。

1. 检查前准备

应向就诊者解释检查步骤。然后要求就诊者右侧侧卧。为了正确进行肛门直肠检查，检查人员需要提前准备好直肠窥器，适量凝胶润滑剂，适量纱布。检查时应有良好的光源。

2. 检查的内容

检查肛周是否存在皮损，然后放入肛门窥器，检查直肠黏膜是否有分泌物，以及是否存在炎症或溃疡。

淋病或沙眼衣原体直肠感染可能出现直肠炎表现，如直肠黏膜充血潮红，可同时伴有脓性分泌物，但大多数直肠淋球菌及衣原体感染为无症状感染。

检查性病淋巴肉芽肿就诊者更可能发现直肠黏膜充血潮红等直肠炎的表现。

四、咽喉检查

应对有口交史的就诊者进行咽喉检查。男性及女性就诊者咽喉部位检查的技术步骤相同。

1. 检查前准备

检查需要有良好光源，同时准备好压舌板。

2. 检查的内容

检查时请就诊者张大嘴，使用压舌板以便于观察。检查咽喉口腔有无分泌物、溃疡及新生物。必要时用棉拭子摩擦咽后壁和扁桃体隐窝进行观察。

五、身体其他部位检查

性病就诊者的临床表现不限于生殖器、肛门直肠、咽喉等部位。例如梅毒患者可在全身出现皮疹，单纯疱疹感染也可能在四肢、躯干部位出现水疱等皮肤损害。对生殖器、肛门直肠、咽喉等部位以外的皮肤黏膜损害，应仔细检查并记录其分布、范围、性质等特征。

第二章
性病检测样本采集及常用实验室检测方法

正确选择检测样本是保证实验室检测准确的重要环节，而正确使用实验室检测方法并解读实验室检测结果是性病诊断最重要手段之一。

第一节 性病检测常用样本及采集方法

根据就诊者的流行病学史、临床表现与体征，选择不同的检测方法，采集合适的样本进行检测，从而提高实验室诊断的敏感性与特异性。

一、性病检测项目及常用样本

不同疾病及同一疾病不同阶段需要选择不同的样本用于实验室检测。表1详细列出了各种性病及同一性病不同阶段可以用于实验室检测的样本种类。

表1　性病常用实验室检测项目及检测样本

疾病		检测项目	检测样本
梅毒	早期梅毒	梅毒螺旋体暗视野、镀银或核酸检测 梅毒血清学检测（非梅毒螺旋体血清学试验，梅毒螺旋体血清学试验，梅毒IgM检测）	皮损组织液 血液
	先天梅毒	梅毒螺旋体检测（暗视野、镀银或核酸检测） 梅毒血清学检测（非梅毒螺旋体血清学试验，梅毒螺旋体血清学试验，梅毒IgM检测）	皮损组织液 血液
	神经梅毒	梅毒螺旋体核酸检测 梅毒血清学检测（非梅毒螺旋体血清学试验，梅毒螺旋体血清学试验，梅毒IgM检测）	脑脊液
	隐性梅毒	梅毒血清学检测（非梅毒螺旋体血清学试验，梅毒螺旋体血清学试验）	血液
	疗后随访	梅毒血清学检测（非梅毒螺旋体血清学定量试验）	血液

续上表

疾病		检测项目	检测样本
淋病	男性尿道炎	淋球菌涂片或培养 淋球菌核酸检测	尿道分泌物 尿道分泌物、尿液（视试剂盒而定）
	女性淋病或口腔、直肠淋病等	淋球菌培养或核酸检测	分泌物
生殖道沙眼衣原体感染	无症状感染者	沙眼衣原体核酸检测	生殖道拭子、尿液（视试剂盒而定）
	有症状感染者	病原体抗原或核酸检测	生殖道分泌物、尿液（视试剂盒而定）
生殖支原体感染		生殖支原体核酸检测	生殖道分泌物
生殖器疱疹	有疱疹症状	HSV1/2 核酸或培养 血清学检测	皮损基底拭子 血液
	无疱疹症状	HSV1/2 血清学检测	血液

续上表

疾病		检测项目	检测样本
肛门生殖器疣	疑似症状	醋酸白试验 组织病理或 HPV 核酸检测	皮损部位 皮损组织
	有疣体表现	组织病理或 HPV 核酸检测	皮损组织
人类免疫缺陷病毒感染	疑似病例	HIV 血清学或核酸检测	血液
性病性淋巴肉芽肿	溃疡	沙眼衣原体抗原或核酸检测	溃疡拭子
	疑似病例	沙眼衣原体血清学检测	血液
软下疳	溃疡	杜克雷嗜血杆菌涂片或培养	溃疡拭子
阴道滴虫病		滴虫涂片（干片或湿片）或培养	阴道拭子、男性尿道拭子
生殖道念珠菌病		念珠菌涂片（干片或湿片），培养	阴道拭子 尿道拭子
细菌性阴道病		BV 涂片（干片或湿片）	阴道拭子

二、性病检测常用临床样本采集方法

病原学检测主要使用样本包括尿道拭子、阴道及宫颈拭子、直肠拭子、咽喉拭子、皮损样本、溃疡样本等。

1. 尿道拭子的采集

如果有明显分泌物,则无须进行尿道采样,直接采集尿道分泌物样本即可。

如果未观察到明显的分泌物,则应采集尿道样本。如果有包皮的话,首先需要将包皮上翻,分开尿道外口,然后用塑料环或细棉拭子伸入尿道1~2 cm。采集样本后,薄涂于载玻片上,用于进行后续革兰氏染色镜检。最后,这些样本可接种至选择性淋病培养基或合适的运输培养基。

男性沙眼衣原体检测首选方法是对首段尿进行核酸扩增检测。如果无法使用尿液样本,则需采取尿道拭子,方法是将2 mm棉拭子伸入尿道2~4 cm,旋转一圈或以上。

女性尿道拭子的采集方法是用塑料环或细棉拭子插入尿道1 cm左右,采集尿道样本并薄涂于显微镜载玻片的一端;使用塑料环或棉拭子接种选择性淋病培养基或合适的运输培养基。

2. 阴道及宫颈拭子的采集

阴道分泌物较多,可在采集前用大号棉拭子去除多余的阴道分泌物。使用棉拭子采集阴道壁及穹隆部位样本后,薄涂于载玻片上,用于进行后续革兰氏染色镜检。

如需制备阴道湿涂片用于滴虫检测，则还需要在阴道后穹窿部采集样本，涂抹到载玻片上，载玻片上事先滴一滴生理盐水。之后，将分泌物与生理盐水混合，盖上盖玻片。如果需要样本进行阴道毛滴虫培养，则用中号棉拭子对后穹窿部取样，置入毛滴虫液体培养基中，折断拭子杆将样本密封于培养基内。

用于念珠菌属培养基的样本，用棉拭子对阴道壁和后穹窿部取样，并将拭子置入培养管或运输培养基中。

采集子宫颈样本时将一个塑料环或中号棉拭子伸入子宫颈口，样本采集后将样本涂抹到载玻片上，再用塑料环或中号棉拭子接种淋球菌培养皿或运输培养基。

3. 直肠拭子的采集

如果就诊者患有直肠炎，应使用5 mm棉拭子摩擦直肠黏膜，并将样本涂抹到载玻片用于革兰氏染色镜检。涂抹时应做到薄涂，同时用拭子接种选择性淋病培养基或将拭子置入运输培养基中。

如果直肠黏膜看似正常，则只需要用拭子接种选择性淋病培养基或运输培养基，无须制备用于镜检的样本。也可以使用5 mm棉拭子对直肠黏膜进行采样并置于衣原体收集管，并将样本送往实验室做进一步处理。

4. 咽喉拭子的采集

用棉拭子摩擦咽后壁和扁桃体隐窝，然后用拭子接种选择性淋病培养基。或者，也可以将拭子置入运输培养基中，以便在实验室做进一步检测。

5. 龟头包皮拭子采集

如果怀疑存在念珠菌性龟头炎或龟头包皮炎，可以用棉拭子对包皮下区域进行采样。然后，将样本涂抹在显微镜载片上，以便进行后续革兰氏染色镜检，以及接种到试管或运输培养基，以便后续培养念珠菌属。

6. 其他样本的采集

对于溃疡等皮损，可以用盐水湿润拭子后取材。梅毒硬下疳皮损应尽可能采集组织液，生殖器疱疹皮损应采集基底层细胞，皮肤组织皮损应尽可能采集组织细胞。

血清样本应避免溶血、乳糜或细菌污染等。

脑脊液样本应避免血液污染。

临床样本置于相应的保存液或管中，在密闭容器内常温下转移至实验室。长距离运输应根据样品类型和检测方法等，采用合适容器、保存方式和温度进行运输。

第二节 性病检测常用实验室方法及意义

性病检测是性病诊断的重要手段，检测结果是正确诊断性病的重要依据。实验室检测结果需结合病史、治疗史、检测方法综合判断。表2列举了性病检测常用实验室检测方法及临床意义。

表2 性病常用实验室检测方法及临床意义

检测方法	临床意义
梅毒病原体检测：暗视野检查、镀银染色法、直接免疫荧光法、分子生物学检测	作为梅毒诊断的确证试验，若硬下疳、可疑皮损中发现梅毒螺旋体，结合病史，即可确诊为梅毒感染。 如未发现梅毒螺旋体，不能排除梅毒感染，应随访复查或做血清学检查
非梅毒螺旋体抗体检测：快速血浆反应素环状卡片试验（RPR）、甲苯胺红不加热血清试验（TRUST）、性病研究实验室试验（VDRL）	RPR或TRUST阳性结合梅毒螺旋体抗体阳性可诊断为现症梅毒或治疗后梅毒。可作为疗效观察、判愈、复发或再感染的指标。 VDRL对神经梅毒具有较高特异性，敏感性较低。通常脑脊液VDRL阳性可诊断为神经梅毒。 此检测为梅毒非特异性抗体，应注意区别妊娠、自身免疫性疾病等生物学假阳性反应

续上表

检测方法	临床意义
梅毒螺旋体抗体检测：梅毒螺旋体颗粒凝集试验（TPPA）、梅毒螺旋体血细胞凝集试验（TPHA）、梅毒螺旋体荧光抗体吸收试验（FTA-ABS）、酶联免疫吸附试验（ELISA）、化学发光免疫分析（CLIA）、快速免疫层析法（RT）和免疫印迹法（WB）	梅毒螺旋体特异性抗体阳性代表梅毒感染。经规范治疗后，梅毒螺旋体特异性抗体通常终身阳性，但极早期梅毒患者及时规范化治疗后，该血清抗体可能阴转。该抗体不能作为判断治疗效果的指标，也不能区分现症者或过往梅毒，需结合病史及非梅毒螺旋体抗体检测来判断。梅毒特异性IgM抗体在感染梅毒螺旋体后是最早出现的抗体，因此，初次检测IgM阳性者提示现症感染。IgM分子量较大不能通过胎盘屏障和完整的血脑屏障，因此新生儿血清IgM阳性提示先天梅毒，脑脊液IgM阳性提示活动性神经梅毒。治疗后IgM抗体阴性的梅毒患者，如果重新出现IgM抗体阳性，可判断为梅毒复发或再感染
淋病生殖道分泌物直接涂片革兰氏染色镜检	发现"细胞内革兰氏染色阴性双球菌"为有症状的急性男性淋病的主要诊断标准之一。男性淋菌性尿道炎检出敏感性和特异性在95%以上，具有初步诊断的价值，但女性就诊者由于其他杂菌的影响，检出敏感性仅50%，且特异性较差，故不推荐将涂片法用于女性淋病患者的诊断，也不推荐用于诊断淋菌性直肠和咽部的感染，对涂片所见的结果须结合培养结果进行诊断

续上表

检测方法	临床意义
淋球菌培养与药敏试验	淋球菌培养是诊断淋病的"金标准",适用于男女性生殖道淋病、淋球菌性咽炎、直肠炎和眼结膜炎的诊断。药物敏感性试验用以指导临床治疗。"敏感"提示用所试药物以标准剂量进行治疗时失败的可能性<5%,"耐药"提示临床治疗的失败率>15%,"中敏"提示临床治疗的失败率为5%~15%
淋球菌核酸扩增检测	通过扩增淋球菌靶基因,提高了淋球菌检测的敏感性,其检测敏感性远高于培养法。阳性结果可实验室诊断男女性生殖道淋病,淋球菌性咽炎、直肠炎和眼结膜炎,以及无症状感染。部分检测试剂盒适用于非侵袭性方法收集的样本(如尿液、阴道拭子)的检测
沙眼衣原体细胞培养法	细胞培养是实验室诊断沙眼衣原体感染的"金标准"方法,特异性高,但敏感性依实验室和样本类型而不同。该法诊断生殖道沙眼衣原体感染的敏感性为52%~85%,特异性>95%

续上表

检测方法	临床意义
沙眼衣原体抗原检测法	抗原检测操作简便快速，但敏感性较低。该法检测靶抗原为衣原体属特异性脂多糖抗原，与其他衣原体存在交叉反应，因此，检测阳性结果需结合临床进行诊断，必要时可用型特异性荧光抗体染色确证。阳性结果对于高危人群，可诊断为沙眼衣原体感染，而对于一般人群，结果解释需慎重。试验结果阴性时，不能完全排除沙眼衣原体感染，也可能是沙眼衣原体抗原量低于最小检测量
沙眼衣原体核酸扩增法	核酸扩增法诊断泌尿生殖道沙眼衣原体感染，具有敏感性高和特异性强的特点。阳性结果可诊断男性及女性生殖道沙眼衣原体感染以及无症状感染。部分检测试剂盒适用于非侵袭性方法收集的样本（如尿液、阴道拭子）的检测
生殖支原体核酸扩增法	生殖支原体核酸扩增法诊断泌尿生殖道生殖支原体感染，具有敏感性高和特异性强特点。阳性结果可诊断男女生殖支原体感染以及无症状感染等

续上表

检测方法	临床意义
生殖器疱疹病毒细胞培养法	生殖器疱疹病毒细胞培养是实验室诊断和鉴定 HSV 的"金标准",特异性高,但敏感性可因临床病程而不同
生殖器疱疹病毒核酸扩增法	生殖器疱疹病毒核酸扩增法具有敏感性高和特异性强特点。检测溃疡、疱液阳性结果可诊断生殖器疱疹,尿道拭子检测阳性表示有病毒存在,应结合临床综合诊断
肛门生殖器疣醋酸白试验	醋酸白试验为非特异性试验,阳性有助于诊断不典型的生殖器疣
肛门生殖器疣组织病理	在病变组织中可找到凹空细胞有确证意义
肛门生殖器疣 HPV 核酸扩增法	HPV6、11、16、18、31、52、53、58 等型别可引起肛门生殖器疣,但检验阳性结果不一定是肛门生殖器疣,应结合临床表现综合诊断

第三章
性病门诊不同就诊者的临床管理

性病门诊就诊者中一些人是在发生危险性行为后就诊，就诊者本身并没有明显的临床症状及体征，这一人群称为无症状就诊者。另外一些就诊者是在发生危险性行为后，身体出现不同的临床表现而就诊。本章内容包括无症状就诊者及表现为尿道分泌物、阴道宫颈分泌物及肛门生殖器溃疡的就诊者的性病检测及临床管理。本章最后一节简要列举了性病高危人群之一的男男同性恋人群的性病检测。

第一节 无症状就诊者性病检测及临床管理

无症状就诊者是指有危险性行为，而本身没有可以觉察的临床症状，体格检查也没有发现相关阳性体征的就诊者。

很多性病本身可以表现为无症状感染，例如女性生殖道沙眼衣原体感染无症状率可以高达50%以上，因此对于无症状就诊者应详细询问性生活史，根据接触史提供相应检测，以便及时发现潜在感染并提供相应治疗。同时通知性伴及时检查，切断性病传播途径。

一、男性无症状就诊者性病检测项目

所有男性无症状性病就诊者都应接受梅毒及 HIV 检测。如果在"窗口期"检测的就诊者，应告知在"窗口期"（3个月）后再次检测。根据性接触史，还应对男性无症状就诊者提供如下检测。

- 尿道拭子涂片革兰氏染色镜检。
- 尿道拭子或尿液淋球菌、沙眼衣原体核酸检测。
- 尿道拭子或尿液生殖支原体检测。
- 如有肛交史，直肠拭子涂片镜检、淋球菌及沙眼衣原体核酸检测。
- 如有口交史，咽喉拭子淋球菌培养及核酸检测。

二、女性无症状就诊者性病检测项目

所有女性无症状性病就诊者都应接受梅毒及 HIV 检测。如果在"窗口期"检测的就诊者，应告知在"窗口期"（3个月）后再次检测。根据性接触史，还应对女性无症状就诊者提供如下检测。

- 阴道宫颈拭子涂片革兰氏染色镜检。
- 宫颈拭子或尿液淋球菌、沙眼衣原体核酸检测。

- 宫颈拭子生殖支原体检测。
- 如有肛交史，直肠拭子涂片镜检、淋球菌及沙眼衣原体核酸检测。
- 如有口交史，咽喉拭子淋球菌培养及核酸检测。

三年内未进行宫颈癌筛查的就诊者，需接受宫颈HPV检测和宫颈细胞学检测。

三、无症状就诊者的管理

- 检测结果正常，且梅毒及HIV检测不在"窗口期"，给予相关安全性行为的建议。
- 检测结果正常，梅毒及HIV检测在"窗口期"，给予相关安全性行为的建议，并安排就诊者在"窗口期"后重复检测梅毒及HIV。
- 检测结果异常，根据结果给予相应诊断及治疗。根据情况安排随访。给予相关安全性行为的建议。讨论性伴告知相关事项。

附：无症状就诊者诊疗流程见图1

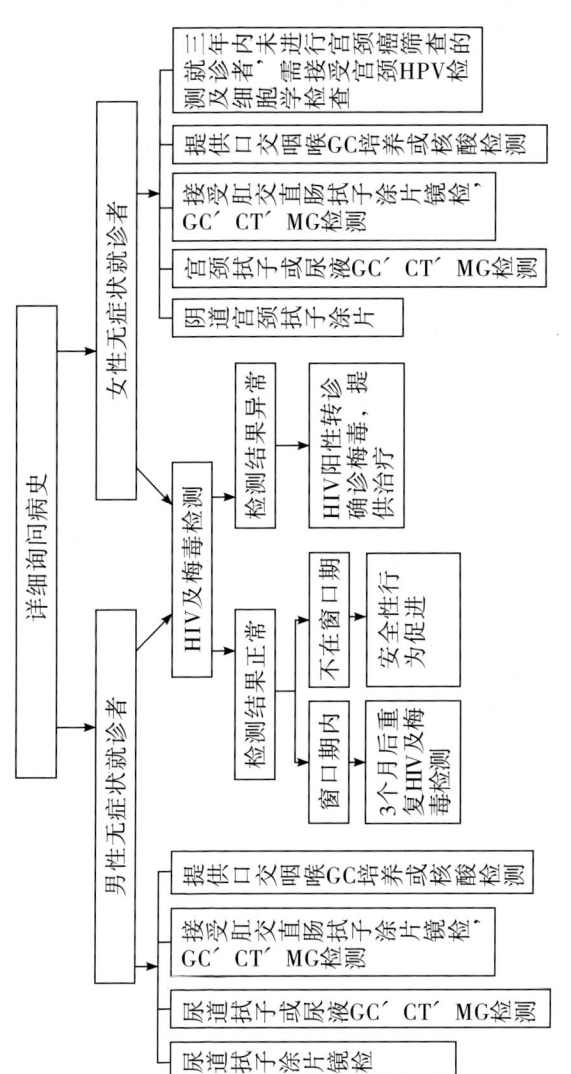

图1 无症状就诊者诊疗流程图

注：1. HIV-人类免疫缺陷病毒；HPV-人乳头瘤病毒；CT-沙眼衣原体；GC-淋球菌；MG-生殖支原体
2. CT、GC、MG检测阳性应接受相应治疗

第二节　尿道分泌物诊断及临床管理

尿道分泌物是指尿道口出现液体样物质。尿道分泌物增多、异常是性病门诊就诊者最常见的就诊原因之一。尿道分泌物多因感染因素所致，也可由非感染因素，如药物过敏等引起。

一、病因

引起尿道分泌物的病因可分为性病性及非性病性两种。

（1）性病性尿道分泌物常见病因如下：

- 淋球菌。
- 沙眼衣原体 D-K 型。
- 生殖支原体。
- 解脲支原体。
- 滴虫。
- 单纯疱疹病毒。
- 尿道口疣。
- 尿道口下疳等。

（2）非性病性尿道分泌物常见病因如下：

- 细菌性尿道炎。
- 尿道狭窄。
- 重症药疹。

- 结核
- 血吸虫病。
- 原因不明（20%~40%）。

二、临床表现

（1）尿道分泌物临床主要表现为：
- 脓性或非脓性分泌物。
- 尿痛。
- 尿频。

（2）可能伴随的其他表现包括：
- 睾丸肿痛。
- 龟头炎。
- 包皮腺炎。
- 阴茎中线脓肿。
- 尿道旁腺脓肿。
- 眼结膜炎。
- 反应性关节炎。

三、实验室检测

对于有尿道分泌物的就诊者，可进行的性病检测如下：
- 分泌物涂片镜检。
- 尿道分泌物淋球菌培养。
- 尿液核酸扩增检测衣原体/淋球菌。

- 尿道拭子或尿液生殖支原体核酸检测。
- 如果性伴有滴虫或单纯疱疹感染史，尿道拭子滴虫培养，或核酸扩增方法检测单纯疱疹病毒。
- 危险性行为者，检测 HIV 及梅毒。

四、诊断

根据病史、临床表现和实验室检测结果进行诊断。

有尿道炎症状，同时尿道分泌物涂片镜检多形核白细胞≥5/高倍镜（×1000），诊断尿道炎。

符合尿道炎诊断标准，同时镜检发现细胞内革兰氏染色阴性双球菌（仅限男性），或/和淋球菌培养或核酸检测阳性，可诊断为淋球菌性尿道炎或淋病。

符合尿道炎诊断标准，淋球菌培养或核酸检测阴性，诊断非淋菌性尿道炎。

符合尿道炎诊断标准，沙眼衣原体核酸或其他方法抗原检测阳性，诊断为沙眼衣原体性尿道炎。

符合尿道炎诊断标准，淋球菌培养或核酸检测阴性，沙眼衣原体核酸或其他方法抗原检测阴性，诊断为非特异性尿道炎。

五、治疗

诊断为淋球菌性尿道炎或淋病，使用淋病治疗方案治疗。

诊断为沙眼衣原体性或非淋菌性尿道炎，使用沙眼衣原体感染治疗方案。

诊断为非特异性尿道炎，使用生殖支原体感染治疗方案。

六、随访

病原学明确患者，在治疗完成三周后进行相应病原学检测，若病原学检测阴性，可判愈。

首次随访临床或实验室检测判断治疗失败的病例，选择不同治疗药物（方案）重新治疗。

多次治疗失败或持续性尿道炎患者，应转诊至专科医院或门诊。

七、性伴处理

确诊或出现症状前 3 个月内的所有性伴均应接受检查和治疗。

附：尿道分泌物诊疗流程见图 2

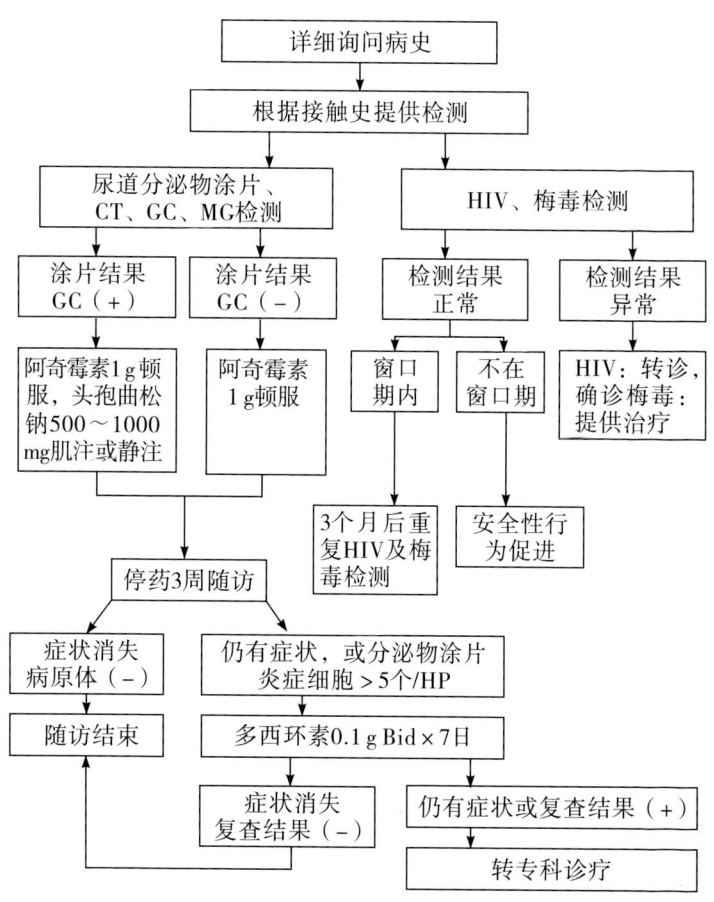

图 2　尿道分泌物诊疗流程图

注：1. HIV - 人类免疫缺陷病毒；CT - 沙眼衣原体；GC - 淋球菌；MG - 生殖支原体

2. 根据药物供应情况，可以分别使用国家治疗指南推荐的对淋球菌及沙眼衣原体敏感的其他药物代替流程图中的头孢曲松钠、阿奇霉素及多西环素

第三节　阴道宫颈分泌物诊断及临床管理

女性阴道宫颈分泌物的性状是代表女性生殖系统健康状况的信号。在正常情况下，月经周期的不同时间以及是否处在妊娠期，阴道宫颈分泌物的形态和量都可以出现不同。这种我们通常称之为阴道宫颈分泌物的生理性改变，而其病理性改变指女性阴道及宫颈的分泌物在数量、色泽以及气味上发生的变化，同时可能出现外阴瘙痒、疼痛、刺激、排尿困难或尿痛、性交痛等伴随症状。

一、病因

通常将阴道分泌物的病因分为非病理性分泌物增多及病理性分泌物异常。

1. 非病理性阴道宫颈分泌物增多的因素
- 妊娠。
- 性生活。
- 生理性。

2. 病理性阴道宫颈分泌物异常
- 阴道感染：白色念珠菌、滴虫等感染，细菌性阴道病。
- 宫颈感染：衣原体、淋球菌感染。
- 肿瘤。

- 异物。

二、临床表现

阴道宫颈分泌物的主要临床表现，可以包括以下任一种，或多种症状同时存在。

- 白带增多。
- 外阴痒。
- 分泌物有异味。
- 下腹部痛。
- 阴道异常出血。
- 阴道脓性或非脓性分泌物。
- 尿痛。
- 尿频。

三、实验室检测

对于有阴道宫颈分泌物的就诊者，可进行的性病检测如下：

- 阴道分泌物涂片镜检。
- 阴道分泌物 pH 值测定。
- 阴道分泌物念珠菌及滴虫培养。
- 宫颈拭子检测衣原体、淋球菌及生殖支原体。
- 危险性行为者，检测 HIV 及梅毒。

四、诊断

根据病史、临床表现和实验室检测结果诊断。

阴道分泌物增多，阴道分泌物涂片（10%氢氧化钾，KOH）发现念珠菌，诊断为念珠菌性阴道炎。

阴道分泌物增多，阴道分泌物涂片（0.9%盐水）发现阴道毛滴虫，诊断为毛滴虫性阴道炎。

阴道分泌物增多，同时分泌物涂片显微镜检查镜下主要为加德纳菌属和动弯杆菌属，乳酸杆菌减少或消失，诊断为细菌性阴道病。

体检发现宫颈口黄色脓性分泌物，同时宫颈分泌物涂片镜检，多形核白细胞≥30个/高倍镜（×1000），诊断为黏液脓性宫颈炎。

符合黏液脓性宫颈炎的诊断，同时淋球菌培养或核酸检测阳性，诊断为淋球菌性宫颈炎。

符合黏液脓性宫颈炎的诊断，同时沙眼衣原体核酸或其他方法沙眼衣原体抗原检测阳性，诊断为沙眼衣原体性宫颈炎。

符合黏液脓性宫颈炎的诊断，同时生殖支原体核酸检测阳性，诊断为生殖支原体性宫颈炎。

五、治疗

诊断为念珠菌性阴道炎、毛滴虫性阴道炎、细菌性阴道病、淋球菌性宫颈炎、沙眼衣原体性宫颈炎的治疗方案参见相关章节。

诊断黏液脓性宫颈炎，没有明确病原菌的就诊者，可参考淋菌性宫颈炎的治疗方案，同时增加治疗沙眼衣原体的药物。

六、随访

病原学明确的就诊者，在治疗完成3周后进行相应病原学检测，若病原学检测阴性，可判愈。

首次随访临床或实验室检测判断治疗失败的病例，选择不同治疗药物（方案）重新治疗。

多次治疗失败就诊者，应转诊至专科医院或门诊。

七、性伴处理

淋球菌、沙眼衣原体、生殖支原体感染的就诊者出现症状或确诊前3个月内的所有性伴均应接受检查和治疗。

附：阴道宫颈分泌物诊疗流程见图3

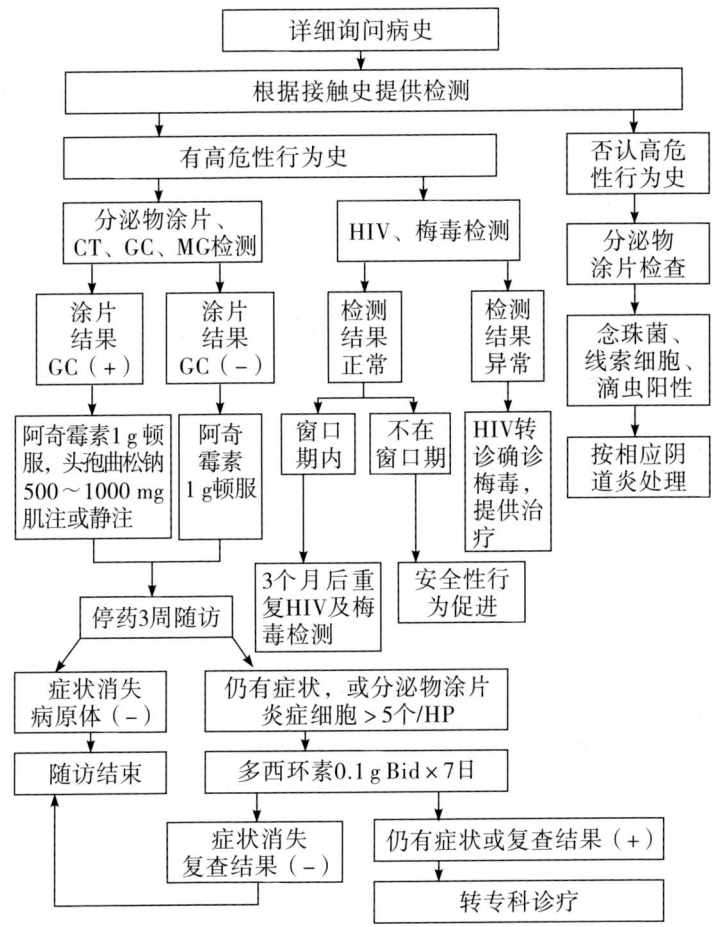

图 3　阴道宫颈分泌物诊疗流程图

注：1. HIV-人类免疫缺陷病毒；CT-沙眼衣原体；GC-淋球菌；MG-生殖支原体
　　2. 根据药物供应情况，可以分别使用国家治疗指南推荐的对淋球菌及沙眼衣原体敏感的其他药物代替流程图中的头孢曲松钠、阿奇霉素及多西环素

第四节 肛门生殖器溃疡诊断及临床管理

肛门生殖器溃疡为肛周生殖器部位皮肤或黏膜上皮出现破损、继而形成的开放性损害，分为性病性溃疡和非性病性溃疡两大类。在某些情况下，肛门生殖器溃疡可伴有腹股沟淋巴结肿大，即溃疡和腹股沟股淋巴结肿大同时出现。一些病人仅表现为多发性水疱或浅表糜烂，也将其归为肛门生殖器溃疡病征。

一、病因

临床上将肛门生殖器溃疡的病因分为性病性溃疡及非性病性溃疡两种。

1. 性病性溃疡常见病因
- 梅毒。
- 单纯疱疹。
- 软下疳。
- 性病性淋巴肉芽肿。
- 多诺凡病（腹股沟肉芽肿）。

2. 非性病性溃疡常见病因
- 带状疱疹。
- 疖肿、结核等感染性溃疡。
- 白塞氏病。
- 药疹：重症药疹，固定型药疹。

- 过敏性/刺激性皮炎。
- 糜烂性扁平苔藓。
- 硬化萎缩性苔藓。
- 大疱性疾病：天疱疮，类天疱疮。
- 坏疽性脓皮病。
- 肿瘤。
- 外伤等。

二、临床表现

肛门生殖器溃疡的临床表现可因病因的不同而不同。

1. 可表现为疼痛性溃疡的疾病
- 原发疱疹。
- 软下疳。
- 重症药疹。
- 一期梅毒。
- 白塞氏病等。

2. 可表现为复发性溃疡的疾病
- 生殖器疱疹。
- 重症药疹。
- 固定型药疹。
- 白塞氏病等。

3. 溃疡同时伴有腹股沟淋巴结肿大的疾病
- 梅毒。
- 软下疳。

- 性病性淋巴肉芽肿等。

三、实验室检测

多种疾病可以引起肛门生殖器溃疡，对于性病门诊就诊者，肛门生殖器溃疡应首先考虑梅毒和疱疹的检测。梅毒及疱疹检测如下：

- 采集溃疡样本进行梅毒螺旋体暗视野及核酸检测，单纯疱疹病毒培养及核酸检测。
- 血清学检测：梅毒螺旋体颗粒凝集试验（TPPA），甲苯胺红不加热血清试验（TRUST），或其他的梅毒螺旋体血清学检测及非梅毒螺旋体血清学检测。疱疹抗体1型、2型抗体检测。
- 对于诊断不明的溃疡可进行病理活检。
- 危险性行为者，检测沙眼衣原体、淋球菌及生殖支原体。
- 危险性行为者，检测HIV及梅毒。

四、诊断

根据病史、临床症状体征、实验室检测结果进行诊断。

溃疡皮损检测到疱疹病毒，结合性接触史，诊断为生殖器疱疹。

溃疡皮损检测到梅毒螺旋体，结合性接触史，诊断为一期梅毒。

在考虑"窗口期"等因素，排除梅毒、生殖器疱疹、性病性淋巴肉芽肿等的患者，考虑诊断为非性病性溃疡。非性病性溃疡可根据病史、溃疡特点、病理结果诊断为相关疾病。

五、治疗

诊断为梅毒、生殖器疱疹的患者分别根据梅毒及生殖器疱疹治疗方案治疗。

六、随访

诊断生殖器疱疹患者，若复发频繁（每年6次或以上复发），可定期随访。对于复发较少的就诊者（每年少于6次），可在发作期提供咨询治疗。

诊断为梅毒患者根据梅毒病期进行随访。

七、性伴管理

初次诊断为生殖器疱疹及梅毒的患者，其固定性伴及确诊前3个月内的性伴均应接受检查。

附：肛门生殖器溃疡诊断流程见图4

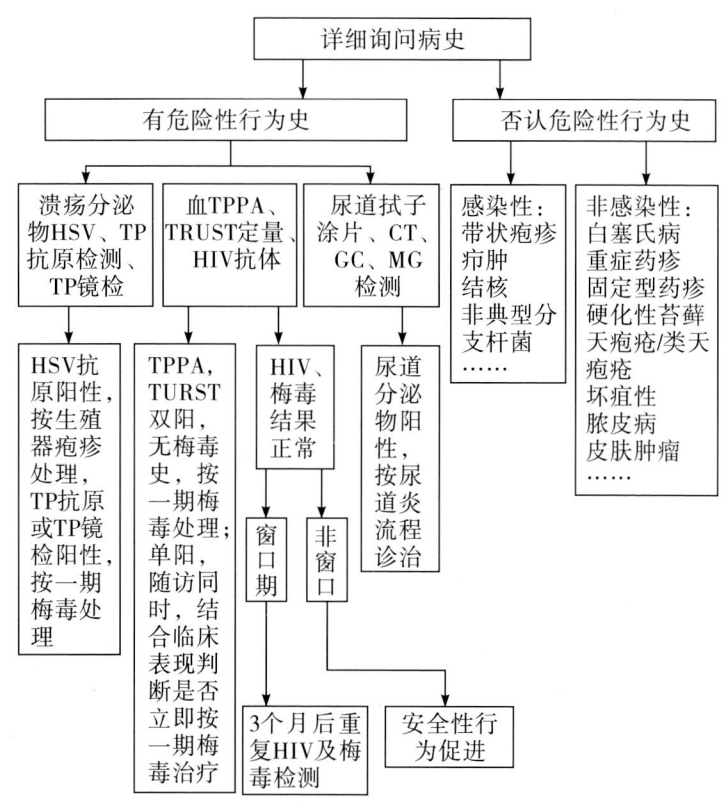

图 4 　肛门生殖器溃疡诊断流程图

注：1. HSV－单纯疱疹病毒；TP－梅毒螺旋体；TPPA－梅毒螺旋体颗粒凝集试验；TRUST－甲苯胺红不加热血清试验；HIV－人类免疫缺陷病毒；CT－沙眼衣原体；GC－淋球菌；MG－生殖支原体

2. 流程图中可使用 RPR 等其他非梅毒螺旋体血清学试验代替 TRUST 试验，可使用其他螺旋体血清学试验（TP-EIA，FTA-abs）等代替 TPPA 试验

第五节 男男性行为者性病检测

男男性行为者（men who have sex with men，MSM）是指与男性发生性关系的男性，而不管他们自我认定为何种性取向。男男性行为者性病检测内容及样本采集方法根据有无临床症状及性行为方式决定。

无症状 MSM 人群性病检测部位、内容及方法见表3。

表3　无症状 MSM 人群性病检测使用样本及检测项目

性接触情况	检测部位	样本	内容及方法
主动口交	口腔	咽拭子	淋球菌核酸检测，淋球菌培养
被动接受口交	尿道	尿液/尿道拭子	衣原体、淋球菌、生殖支原体核酸检测，淋球菌培养
主动肛交	尿道	尿液/尿道拭子	衣原体、淋球菌、生殖支原体核酸检测，淋球菌培养
被动接受肛交	肛管	肛管拭子	衣原体、淋球菌、生殖支原体核酸检测，淋球菌培养

注：1. 所有情况均应筛查 HIV 和梅毒

2. 尿液/尿道拭子、咽拭子及肛管拭子标本可同时进行淋球菌核酸检测及淋球菌培养。淋球菌培养有利于进行药物敏感试验及耐药监测不同症状 MSM 人群性病检测部位、检测项目见表4。

表4　不同症状 MSM 人群性病检测使用样本及检测项目

症状	样本采集部位	检测项目
尿道炎	尿液/尿道拭子	衣原体、淋球菌、生殖支原体核酸检测，淋球菌培养
咽炎	咽拭子	淋球菌核酸检测，淋球菌培养
直肠炎	肛管拭子	衣原体、淋球菌、生殖支原体核酸检测，淋球菌培养

注：1. 所有情况均应筛查 HIV 和梅毒

2. 尿液/尿道拭子、咽拭子及肛管拭子标本可同时进行淋球菌核酸检测及淋球菌培养。淋球菌培养有利于进行药物敏感试验及耐药监测

第四章
常见性病及生殖道感染诊断治疗

本章包括常见的性传播疾病（淋病、沙眼衣原体、生殖支原体、梅毒、生殖器疱疹、肛门生殖器疣）的诊断治疗。念珠菌性外阴阴道炎、细菌性阴道病、滴虫性尿道、阴道炎是常见的泌尿生殖道感染，属于广义性传播疾病范畴，本章内容也包含了这些疾病的诊断治疗。

第一节　淋病

淋病是最常见的性病之一。主要感染部位包括尿道、宫颈、直肠、咽部和眼结膜等。性接触传播是主要传播途径。可引起急性附睾炎、盆腔炎等并发症。

一、病因

由淋病奈瑟菌（革兰氏染色阴性双球菌）感染引起。

二、临床表现

潜伏期3~10日。
（1）男性患者感染后，绝大多数患者体查可发现尿道脓性或黏液性分泌物和尿道口红肿，小部分患者可无异常体征。男性直肠感染可出现直肠脓性或黏液性分泌物，但多数可无异常体征。其主要的临床表现有：

- 尿道分泌物症状。
- 尿频尿急尿痛。
- 肛门分泌物，肛周疼痛/不适（肛交史）。
- 附睾压痛/睾丸疼痛（合并感染）。
- 咽喉和直肠感染通常无症状。

（2）女性患者感染淋病后，可出现尿道口分泌物、宫颈口黏液脓性分泌物和下腹压痛，但相当比例女性感染淋病后体查无异常阴道或宫颈体征。其主要的临床表现有：

- 无症状。
- 异常阴道分泌物。
- 下腹痛。
- 尿频尿急尿痛。
- 阴道异常出血。

（3）淋球菌感染可引起多种并发症，包括：

- 附睾睾丸炎。
- 前列腺炎。
- 盆腔炎。
- 巴氏腺脓肿。
- 包皮腺炎/中线脓肿。
- 肝周炎（Fitz-Hugh-Curtis 综合征）。
- 角膜结膜炎。
- 播散性淋菌感染。

三、实验室检测

分泌物涂片显微镜镜检。分泌物涂片发现革兰氏染色阴性双球菌适用于男性无合并症淋病的诊断。咽部、直肠和女性宫颈样本检查到革兰氏染色阴性双球菌，提示淋病诊断，但不能用于淋病的确诊。

淋球菌培养。这是淋病的确诊试验，适用于男女各部位的临床样本检测淋球菌，培养呈阳性可确诊淋病。

淋球菌核酸检测。适用于各类临床样本的淋球菌检测。如果使用核酸检测，阳性样本可同时进行培养，以便进行药物敏感试验。

四、诊断及报病

男性尿道拭子样本发现革兰氏染色阴性双球菌，可确诊淋病。

宫颈拭子样本发现革兰氏染色阴性双球菌，提示淋病诊断，确诊需同时淋球菌培养或核酸检测阳性。

直肠拭子样本发现革兰氏染色阴性双球菌，提示淋病诊断，确诊需同时淋球菌培养或核酸检测阳性。

咽喉拭子样本不建议进行镜检，淋球菌培养或核酸检测阳性可确诊淋病。

所有培养检测阳性样本，均可确诊淋球菌感染。

使用批准的核酸检测试剂，核酸检测淋球菌阳性，可诊断淋球菌感染。

淋病属于乙类传染病，诊断的淋病病例均应填写中华人民共和国传染病报病卡,并及时通过报病系统报告。同一患者重复感染淋病,每次感染均应重新报病。

五、治疗

尿道、宫颈、直肠及咽喉部位感染首选头孢曲松钠治疗,方案为头孢曲松钠 1 g 单剂量肌注或静脉注射,同时口服阿奇霉素 1 g(顿服)。

尿道、宫颈、直肠部位感染也可使用大观霉素治疗,方案为大观霉素肌注 2 g(宫颈炎 4 g)单剂量肌注,同时口服阿奇霉素 1 g(顿服)。

除妊娠女性外,可使用多西环素 100 mg,每日 2 次,疗程 7~10 日的方法代替上述方案中的阿奇霉素 1 g 疗法。

六、随访

无并发症患者按推荐方案规范治疗后临床症状、体征消失,且未再接触新性伴或未治疗性伴时,不必常规做病原学检查进行判愈。

以下情况需在治疗结束 1 周及 3 周后进行病原学判愈试验:

- 症状未消除或未完全消除。
- 咽喉部淋病。
- 妊娠期淋病。
- 有再次感染风险者。
- 并发盆腔炎症性疾病或播散性淋球菌感染。
- 儿童淋病。

七、其他管理

治疗期间禁欲。

确诊1个月后检测梅毒及HIV。

确诊前3个月的性伴需接受性病筛查,或给予淋病的流行病学治疗,方案与患者治疗相同。

第二节　沙眼衣原体感染

泌尿生殖道沙眼衣原体感染一般通过性接触传播。主要感染部位包括宫颈黏膜、尿道、直肠、咽、眼结膜等。泌尿生殖道沙眼衣原体感染可导致包括不孕不育在内的严重后果。

一、病因

由沙眼衣原体D~K血清型感染所引起。直肠沙眼衣原体感染除了由D~K血清型引起外,也可由L血清型衣原体引起。

二、临床表现

潜伏期2~4周。

(1)男性患者感染后体查可能无异常发现,亦可出现尿道分泌物和尿道口红肿。其主要的临床表现有:

- 无症状。
- 尿道异常分泌物。

- 尿频尿急尿痛。
- 肛门分泌物，肛周疼痛/不适（肛交史）。
- 附睾压痛/睾丸疼痛。
- 咽和直肠感染通常无症状。

（2）女性感染后部分患者可出现宫颈充血、水肿及接触性出血、宫颈管黏液脓性分泌物和尿道口充血潮红等，但多数女性感染沙眼衣原体后通常无异常阴道或宫颈体征，其主要的临床表现有：

- 无症状。
- 阴道异常分泌物。
- 下腹部疼痛。
- 尿频尿急尿痛。
- 阴道异常出血。
- 咽和直肠感染通常无症状。

（3）沙眼衣原体感染可引起多种并发症：

- 盆腔炎。
- 慢性盆腔疼痛。
- 不孕不育。
- 异位妊娠。
- 附睾睾丸炎。
- 瑞特综合征（Reiter综合征）。
- 结膜炎。
- 肝周炎（Fitz-Hugh-Curtis综合征）。

三、实验室检测

沙眼衣原体培养。适用于男女各部位的临床样本检测，敏感性低，是沙眼衣原体感染的确诊试验。若使用男性尿道拭子样本，理想取材时间应距离上次小便时间大于2小时。

沙眼衣原体核酸检测。适用于各类临床样本的沙眼衣原体检测，敏感性和特异性高，也可作为沙眼衣原体感染的确诊试验。

有多个部位性接触的患者，应根据接触部位采集样本进行沙眼衣原体检测。

四、诊断及报病

任何检测样本通过衣原体培养、抗原或核酸等检测阳性可确诊沙眼衣原体感染。

沙眼衣原体检测阳性，无任何临床表现，诊断为沙眼衣原体携带者。

沙眼衣原体检测阳性，伴有尿道炎临床表现，诊断为沙眼衣原体性尿道炎。

沙眼衣原体检测阳性，伴有宫颈炎临床表现，诊断为沙眼衣原体性宫颈炎。

沙眼衣原体属于监测报病，性病监测点应根据要求填报传染病报告卡，并及时通过报病系统报病。同一患者多部位检测阳性，作为一例沙眼衣原体病例报病。

五、治疗

尿道、宫颈、直肠及咽喉部位沙眼衣原体感染首选阿奇霉素或多西环素治疗,具体方案为:

阿奇霉素 1 g 顿服。

多西环素 100 mg,每日 2 次,共 7~10 日(孕妇禁用)。

其他可用于治疗尿道、宫颈、直肠及咽喉部位沙眼衣原体感染的方案如下:

米诺环素 100 mg,每日 2 次,共 10 日。

四环素 500 mg,每日 4 次,7~10 日。

红霉素碱 500 mg,每日 4 次,7~10 日。

罗红霉素 150 mg,每日 2 次,7~10 日。

克拉霉素 250 mg,每日 2 次,7~10 日。

氧氟沙星 300 mg,每日 2 次,7~10 日。

左氧氟沙星 500 mg,每日 1 次,7~10 日。

一些直肠部位沙眼衣原体感染可能由 L 血清型衣原体引起,L 型衣原体感染可使用多西环素 100 mg,每日 2 次,共 21 日的方案治疗。

六、随访

所有患者在治疗结束后应进行判愈试验,判愈试验时间应为疗程结束后的 3 周。

再次检测阳性者应使用不同治疗方案,直至判愈试验阴性。

七、其他管理

治疗期间禁欲。

确诊1个月后检测梅毒及 HIV。

确诊前3个月的性伴需接受性病筛查，或给予衣原体的流行病学治疗，方案与患者治疗相同。

第三节 生殖支原体感染

生殖支原体与泌尿生殖系统疾病密切相关，主要感染部位是尿道、宫颈黏膜、直肠。性接触传播是主要传播途径，可引起男性尿道炎及女性宫颈炎等疾病。

一、病因

由生殖支原体感染引起。

二、临床表现

潜伏期 14～21 日。

（1）男性患者感染后体查可见尿道口少量或较多的浆液性分泌物，尿道口黏膜充血水肿。女性患者感染后体查可发现白带增多和宫颈口黏液脓性分泌物。男女感染者无症状感染常见。其主要的临床表现有：

- 无症状。
- 尿道分泌物。
- 尿急、尿频、排尿困难。

- 尿道灼热、刺痛。
- 白带增多。

（2）生殖支原体感染可能引起的并发症包括：
- 附睾睾丸炎。
- 盆腔炎。

三、实验室检测

生殖支原体培养。生殖支原体对生长条件要求苛刻，培养十分困难，无法在临床工作中使用。

生殖支原体核酸检测。适用于各类临床样本的生殖支原体检测，是诊断生殖支原体的主要方法。

四、诊断及报病

尿道拭子、宫颈拭子或尿液等临床标本生殖支原体核酸检测阳性，诊断为生殖支原体感染。

伴有尿道炎表现，尿道拭子镜检高倍视野（×1000）中≥5个多核细胞，诊断为生殖支原体性尿道炎。

生殖支原体感染不属于传染病报病病种。

五、治疗

尿道及宫颈生殖支原体感染首选阿奇霉素或莫西沙星，具体方案为：

阿奇霉素首剂500 mg，随后2~5日每次250 mg，每日1次，阿奇霉素总剂量1500 mg。

莫西沙星400 mg，每日1次，共7日。

多西环素对生殖支原体清除率低，仅用于阿奇霉素及莫西沙星治疗失败的病例，具体方案为：

多西环素 100 mg，每日 2 次，共 7~10 日（孕妇禁用）。

六、随访

治疗完成 3 周后应复诊，进行判愈试验。治疗失败病例，应选用其他方案治疗。

七、其他管理

治疗期间禁欲。

确诊 1 个月后检测梅毒及 HIV。

确诊前 3 个月的性伴需接受性病筛查，或给予生殖支原体的流行病学治疗，方案与患者处理相同。

第四节　梅毒

梅毒是由苍白（梅毒）螺旋体引起的慢性、系统性性传播疾病。主要通过性接触传播，也可通过胎传。梅毒可引起包括神经系统、心血管系统多系统损害，而胎传梅毒可导致包括早产、死产等不良妊娠结局。

一、病因

由苍白（梅毒）螺旋体感染引起。

二、临床表现

根据临床表现及感染的时间，梅毒分为一期梅毒、二期梅毒、三期梅毒、潜伏梅毒和先天梅毒（胎传梅毒）等。

（1）一期梅毒发生在感染的 9~90 日。主要表现为：

- 生殖器溃疡（硬下疳）。
- 腹股沟淋巴结肿大。

（2）二期梅毒通常发生在感染的 6 周~6 个月。主要表现为：

- 皮肤黏膜损害。
- 全身淋巴结肿大。
- 虹膜睫状体炎、脉络膜视网膜炎。
- 脱发。
- 关节炎、关节痛、骨膜炎。
- 神经系统病变。
- 肝炎。
- 肾小球肾炎、肾病综合征。

（3）三期梅毒发生在初次感染 2 年后，多数症状在初次感染后 15~20 年出现，可表现为：

- 梅毒瘤（树胶肿）。
- 心血管症状。
- 神经系统症状。

（4）潜伏梅毒可发生在梅毒感染早期，也可发生在梅毒感染晚期。潜伏梅毒临床特点为无梅毒相关症状（无症状），仅表现为梅毒血清学阳性。

（5）胎传梅毒可发生在妊娠任何阶段，主要表现为：
- 妊娠期流产、早产。
- 早期胎传梅毒可表现为鼻炎或鼻塞、肝脾肿大、皮肤损害、贫血、黄疸、放射学异常、脑脊液异常。
- 晚期胎传梅毒可表现为牙齿改变、鞍鼻、间质性角膜炎、骨膜炎、神经性耳聋等。
- 无症状胎传梅毒。

三、实验室检测

梅毒病原学检测。适用早期皮损如溃疡、皮肤黏膜损害及其他病理组织样本，如病灶渗出物的暗视野显微镜检测，活检组织的银染和免疫组化分析，硬下疳分泌物核酸检测等。

血清学检测。包括非螺旋体血清学检测，如甲苯胺红不加热血清试验（TRUST）、快速血浆反应素试验（RPR）、性病研究实验室试验（VDRL）等，以及梅毒螺旋体血清学检测，如梅毒螺旋体颗粒凝集试验（TPPA）、梅毒螺旋体血凝试验（TPHA）、荧光梅毒螺旋体抗体吸附试验（FTA-ABS）等。

脑脊液检测。怀疑神经梅毒时应进行脑脊液检查。

四、诊断及报病

结合流行病学史、临床表现及实验室检测结果综合判断。

患者有接触史、相应临床表现、实验室检测中非梅毒螺旋体血清试验阳性，可诊断为梅毒疑似病例。

患者符合疑似病例诊断标准，同时梅毒病原学检测阳性或梅毒螺旋体血清试验阳性，诊断为梅毒确诊病例。

神经梅毒的诊断需结合病史、临床表现、梅毒血清学结果及脑脊液检查结果综合判断。

患有梅毒的孕妇所生婴儿，符合以下条件之一可诊断为先天梅毒：①暗视野显微镜检查，或镀银染色在皮肤/黏膜损害及组织样本中查到梅毒螺旋体，或梅毒螺旋体核酸检测阳性；②婴儿血清梅毒螺旋体 IgM 抗体检测阳性；③婴儿出生时，非梅毒螺旋体血清学试验滴度≥母亲滴度的4倍，且梅毒螺旋体血清学试验阳性；④婴儿出生时非梅毒螺旋体血清学试验阴性或滴度虽未达到母亲滴度的4倍，但在其后随访中发现由阴转阳，或滴度上升有临床症状，且梅毒螺旋体血清学试验阳性；⑤患梅毒母亲所生婴儿随访至18个月时，梅毒螺旋体抗原血清学试验仍持续阳性。

梅毒属于乙类传染病，诊断的梅毒病例均应填写中华人民共和国传染病报病卡，并及时通过报病系统报告。

五、治疗

（1）早期梅毒（一、二期梅毒，病期在2年内的梅毒），治疗方案为：

苄星青霉素 G240 万 U，分为二侧臀部肌内注射，每周1次，共2次；或普鲁卡因青霉素 G80 万 U/日，肌内注射，每日1次，连续15日。

早期梅毒的替代方案为：

头孢曲松钠1 g，每日1次，肌内注射或静脉给药，连续10日。

对青霉素过敏者可使用多西环素治疗，具体方案为：多西环素100 mg，每日2次，连服15日。或盐酸四环素500 mg，每日4次，连服15日。

（2）晚期梅毒（非神经梅毒）的治疗方案为：

苄星青霉素G240万U，分为二侧臀部肌内注射，每周1次，共3次；或普鲁卡因青霉素G80万U/d，肌内注射，每日1次，连续20日。对青霉素过敏者：多西环素100 mg，每日2次，连服30日；或盐酸四环素500 mg，每日4次，连服30日。

（3）神经梅毒首选水剂青霉素治疗，具体方案为：

水剂青霉素G1800万～2400万U静脉滴注（300万～400万U，每4小时1次），连续10～14日，继以苄星青霉素G，每周240万U，肌内注射，共3次。

也可使用普鲁卡因青霉素治疗，具体方案为：普鲁卡因青霉素G240万U/d，肌内注射，同时口服丙磺舒，每次500 mg，每日4次，共10～14日。必要时，继以苄星青霉素G，每周240万U，肌内注射，共3次。

（4）妊娠期新确诊患梅毒的所有孕妇应按相应梅毒分期进行治疗。妊娠期梅毒患者在妊娠早3个月和妊娠末3个月各进行1个疗程的抗梅毒治疗。对青霉素过敏者，使用头孢曲松钠治疗，具体方案为头孢曲松钠1 g，每日肌内注射1次，共10～14天。也可使用红霉素500 mg，每日4次，早期梅毒连服 15 日，晚期梅毒和不明病期梅毒连服 30 日。应注意红霉素等大环内酯类耐药十分普遍，应尽量避免使用此方案。

六、随访

梅毒治疗后每 3~6 个月进行一次非梅毒螺旋体血清学定量试验，以判断疗效。非梅毒螺旋体血清学定量试验滴度下降 4 倍，判断为治疗有效。通常随访 2 年。

七、其他问题

治疗完成前不宜有性接触。

诊断梅毒患者应检查其他性传播疾病，包括 HIV 检测。过去 3 个月内的性伴应检查包括梅毒及 HIV 感染在内的性病。

第五节　生殖器疱疹

生殖器疱疹是常见性传播疾病之一。疱疹病毒进入人体后可终身潜伏，潜伏的病毒在一定条件下可再度活跃并引起临床症状，表现为反复发作的过程。感染疱疹病毒可增加 HIV 的易感性。

一、病因

由 1 型及 2 型单纯疱疹病毒感染引起。

二、临床表现

初次感染疱疹病毒潜伏期 3~10 日。

初次感染疱疹常见的临床表现为：
- 局部红斑、水疱、糜烂、溃疡。
- 腹股沟淋巴结肿大疼痛。
- 尿道不适。
- 系统症状，如发热和肌痛。
- 无症状或症状轻微。

复发性生殖器疱疹症状较轻，持续时间短，复发时多不伴有系统症状。

三、实验室检测

疱疹病毒病原学检测。包括皮损处取疱液病毒培养，疱液疱疹病毒核酸检测。疱疹抗原检测包括免疫荧光试验，酶免疫吸附试验等方法。早期皮损病原学检测阳性率高，晚期皮损阳性率降低。

疱疹病毒型特异性抗体检测。可帮助区分感染疱疹病毒的型别。

四、诊断及报病

有接触史，典型临床表现，可临床诊断生殖器疱疹。

临床诊断病例，如果实验室疱疹病毒培养或核酸检测及其他抗原试验阳性，可确诊为生殖器疱疹。

生殖器疱疹属于监测报病，性病监测点应根据要求填报传染病报告卡,并及时通过报病系统报病。

五、治疗

(1) 初发生殖器疱疹治疗方案为:

阿昔洛韦 200 mg,口服,每日 5 次,7~10 日。

阿昔洛韦 400 mg,口服,每日 3 次,7~10 日。

伐昔洛韦 500 mg,口服,每日 2 次,7~10 日。

泛昔洛韦 250 mg,口服,每日 3 次,7~10 日。

(2) 生殖器疱疹复发时的治疗方案为:

阿昔洛韦 200 mg,口服,每日 5 次,5 日。

阿昔洛韦 400 mg,口服,每日 3 次,5 日。

伐昔洛韦 500 mg,口服,每日 2 次,5 日。

泛昔洛韦 250 mg,口服,每日 3 次,5 日。

(3) 若生殖器疱疹患者复发频繁,每年复发超过 6 次者,或精神压力大的患者,可使用抑制疗法连续治疗 3 个月以上,具体方案为(选用其中一种即可):

①阿昔洛韦 400 mg,口服,每日 2 次。

②伐昔洛韦 500 mg,口服,每日 1 次。

③泛昔洛韦 250 mg,口服,每日 2 次。

六、随访

复发频繁患者应定期随访。

七、其他管理

初发及复发皮损期,均有传染性,应避免性接触。两次发作期可存在无症状排毒，应采用安全措施预防传染。

所有诊断生殖器疱疹患者应检测梅毒及 HIV。

第六节　肛门生殖器疣

肛门生殖器疣又称尖锐湿疣，是肛门生殖器部位增生性损害为主要表现的疾病。肛门生殖器疣主要通过性接触传播，一些病例可由间接感染引起。

一、病因

由人乳头瘤病毒（HPV）感染引起。最常见的感染型别为 HPV 6 型、HPV 11 型。

二、临床表现

潜伏期为数周至数月。

肛门生殖器疣通常没有自觉不适等症状，常见临床表现为：

- 单一或多个疣体。
- 角化性疣体。
- 带蒂的疣体。
- 局部色素沉着。
- 可能伴有肛内、口腔疣体。
- 一些疣体在涂抹 5% 冰醋酸后，疣体变白，称为醋酸白试验阳性。

三、实验室检测

典型的肛门生殖器疣根据临床表现诊断,不一定进行实验室检测。

不能确诊的肛门生殖器疣可通过病理活检确诊。

病毒检测不能用于诊断肛门生殖器疣。

四、诊断及报病

有相应接触史,临床检查发现肛门生殖器部位疣状皮损,可临床诊断肛门生殖器疣。

临床诊断病例,通过病理检查发现病毒疣典型病理表现,可确诊为肛门生殖器疣(尖锐湿疣)。

肛门生殖器疣属于监测报病,性病监测点应根据要求填报传染病报告卡,并及时通过报病系统报病。

五、治疗

根据疣体的大小、数目及部位选择治疗方案。

所有的治疗方法都可能出现病情复发,应对患者进行解释复发的可能性。可将治疗方法区分为患者可以自己使用的药物治疗及需要在医院进行的治疗。

患者自己使用药物治疗的方法包括:

(1)外用0.15%鬼臼毒素霜,每日两次,每周用药3日,停4日。如有需要,可每周重复治疗,共持续4周时间。单独使用,可清除较小的疣体。

(2)外用5%咪喹莫特乳膏,隔日1次晚间用药,1周

3次（周一、周三、周五或周二、周四、周六），用药6~10小时后，以肥皂和水清洗用药部位，最长可用至16周。咪喹莫特单独使用起效较慢，可与冷冻、CO_2激光、光动力疗法或其他疗法联合使用，对疣体去除后的复发有预防作用。

需要在医院进行的治疗包括：

（1）物理疗法。包括CO_2激光、高频电、微波、冷冻等治疗，适用于不同大小及各部位疣体的治疗。

（2）手术切除。

（3）光动力疗法。适用各种疣体，尤其是特殊部位疣的治疗，如尿道口、宫颈管及肛管内生殖器疣的治疗。小的生殖器疣可单独使用光动力治疗，大的疣体可与激光、冷冻等物理治疗联合使用。

六、随访

治疗后应每月随访一次，连续6个月。

随访6个月不复发的患者，此后仍有复发可能。复发患者应重新治疗。

七、其他管理

建议肛门生殖器疣患者性伴进行检查，性伴临床检查未发现疣体者，不需要特殊处理。

第七节　生殖器念珠菌病

常见的生殖器念珠菌病包括女性念珠菌性外阴阴道炎和男性念珠菌性包皮龟头炎。念珠菌是一种条件致病菌，在机体的抵抗力下降时容易快速繁殖引起临床症状。可通过性接触的方式传播。

一、病因

白色念珠菌为主要感染菌，其次为光滑念珠菌和热带念珠菌。

二、临床表现

男性患者感染后体查可见包皮、龟头弥漫性潮红，表面粟粒大小丘疹及白色分泌物；女性患者感染后体查可发现外阴潮红、水肿、抓痕，慢性感染者外阴皮肤可出现苔藓样变；典型念珠菌性阴道炎分泌物为白色豆腐渣样或凝乳状分泌物，阴道 pH 值通常在正常范围内。

（1）男性念珠菌性包皮龟头炎的主要表现有：
- 包皮、龟头潮红、脱屑。
- 局部皮肤刺痒。
- 局部皮肤疼痛。

（2）女性念珠菌性外阴阴道炎的主要临床表现有：
- 阴道分泌物增多。
- 外阴瘙痒、灼痛。

- 尿痛。
- 性交痛。

三、实验室检测

男性包皮龟头拭子 10% 氢氧化钾湿片检测是否存在假菌丝或芽生孢子。

女性阴道分泌物 10% 氢氧化钾湿片检测是否存在假菌丝或芽生孢子。

男性包皮龟头拭子或包皮龟头分泌物念珠菌培养。

女性阴道分泌物念珠菌培养。

四、诊断及报病

男性有包皮龟头炎症状，同时实验室检测阳性可诊断念珠菌性包皮龟头炎。

女性仅有阴道分泌物相应体征，无外阴症状，同时实验室检测阳性可诊断阴道念珠菌病。

符合阴道念珠菌病的诊断，同时伴有外阴症状，外阴拭子涂片实验室念珠菌检测阳性，诊断为念珠菌性外阴阴道炎。

本病无需报病。

五、治疗

念珠菌性包皮龟头炎的治疗以外用药为主，可使用咪康唑霜或益康唑霜外擦局部，共 1~2 周。

阴道念珠菌病的治疗可选择以下方案：

氟康唑 150 mg 单剂量顿服。

伊曲康唑 200 mg 口服，每日 2 次，共 1 日。

克霉唑阴道片剂 100 mg，每晚 1 次，共 7 日，或 200 mg，每晚 1 次，共 3 日；或 500 mg，单次阴道内用药。

咪康唑阴道栓剂 100 mg，每晚 1 次，共 7 日，或 200 mg，每晚 1 次，3 日。

制霉菌素阴道栓剂（10 万 U），1～2 个，每晚 1 次，共 14 日。

阴道念珠菌病的治疗，也可联合使用一种口服方案加一种阴道局部用药方案。

念珠菌性外阴阴道炎的治疗，在使用以上药物同时，增加咪康唑霜或益康唑霜外擦局部。

对于复发频繁，即念珠菌性外阴阴道炎的症状每年复发 4 次或 4 次以上，并经病原学证实为念珠菌所致，可使用以下方案治疗：

克霉唑阴道片剂 500 mg，每周 1 次，连用 6 个月；或氟康唑 100～150 mg，口服，每周 1 次，连用 6 个月；或伊曲康唑 200 mg，口服，每日 2 次，每月 1 日，连用 6 个月。

（注：女性念珠菌培养阳性但无症状者可不治疗；妊娠期妇女禁用口服疗法，推荐局部阴道内用药）

六、随访

无特殊要求。

七、其他管理

男性念珠菌性包皮龟头炎的性伴需同时接受检查。

第八节　细菌性阴道病

细菌性阴道病是由于阴道正常菌群的生态平衡紊乱而引起的以阴道分泌物增多伴有鱼腥样气味为特征的一种阴道炎。

一、病因

细菌性阴道病是由于阴道内的优势菌乳酸杆菌等减少或消失，而大量的厌氧菌、动弯杆菌、阴道加德纳菌、支原体等病原体异常增多引起。

二、临床表现

女性患者发病后体查可发现阴道内中等量稀薄均匀一致的白色/灰白色分泌物，明显的臭味，一般较少出现局部刺激症状。阴道 pH 值测试通常大于 4.5。其主要的临床表现有：

- 无症状。
- 水样异味分泌物，典型为鱼腥味分泌物。
- 常在经期和性行为后加重。
- 可反复发作。

三、实验室检测

阴道分泌物涂片革兰氏染色或湿片,乳酸杆菌减少或消失,线索细胞阳性。

阴道分泌物 pH 测定:pH>4.5。

四、诊断及报病

根据临床表现及分泌物涂片结果判定,符合以下四项中的三项,可诊断为细菌性阴道病。

- 阴道稀薄均匀一致的白色/灰白色分泌物。
- 阴道拭子革兰氏染色线索细胞阳性。
- 阴道分泌物 pH>4.5。
- 分泌物有鱼腥味。

本病无需报病。

五、治疗

细菌性阴道病可选择以下方案之一治疗:

甲硝唑 500 mg 口服,每日 2 次,共 7 日。

0.75% 甲硝唑凝胶 5 g,阴道内给药,每晚 1 次,共 7 日。

克林霉素栓,阴道内给药,共 7 日。

细菌性阴道病一年发作 4 次及以上的患者,根据患者复发的模式选择间歇性或抑制疗法。建议药物治疗维持 4~6 个月,开始出现症状就立即治疗。

六、随访

无特殊要求。

七、其他管理

建议避免进行阴道冲洗。

第九节 滴虫性尿道炎、阴道炎

滴虫性尿道炎、阴道炎主要通过性接触感染，也可通过间接接触感染。除感染女性阴道外，也可引起男性尿道的感染。该病可引起不良妊娠结局，是重要的性传播疾病之一。

一、病因

由阴道毛滴虫引起的一种炎症性疾病。

二、临床表现

男性患者感染后体查50%~60%患者可发现尿道分泌物，通常少量或中量，也可没有任何体征，其主要的临床表现有：

- 尿道分泌物/排尿困难、尿频。
- 无症状。

女性患者感染后体查10%~30%患者可发现阴道大量的黄绿色泡沫状分泌物，可出现外阴的潮红，约2%的患者会出现肉眼可见的草莓样宫颈，5%~15%的患者可能无异常体征，其主要的临床表现有：
- 无症状。
- 阴道分泌物增多或伴有异味。
- 外阴瘙痒。
- 排尿困难。
- 偶有下腹疼痛。

三、实验室检测

男性患者可取尿道分泌物，使用0.9%生理盐水制作湿片，在显微镜下检查观察游动的毛滴虫。

女性患者取阴道后穹窿分泌物，使用0.9%生理盐水制作湿片，在显微镜下观察游动的毛滴虫。

尿道拭子、阴道拭子毛滴虫培养，或其他抗原检测。

四、诊断及报病

男性尿道拭子镜检或培养发现毛滴虫，伴有尿道炎表现可诊断为滴虫性尿道炎。

女性患者符合以上症状及体征，同时实验室检测阳性可诊断为滴虫性阴道炎。

本病无需报病。

五、治疗

滴虫性尿道炎、阴道炎可选用以下方案治疗。
- 甲硝唑 2 g 单剂量口服。
- 甲硝唑 400 mg，每日2次，共5~7日。

- 替硝唑 2 g 单剂量口服。

孕妇应避免使用甲硝唑及替硝唑 2 g 疗法。

反复发作的滴虫感染，还可选择以下方案：

甲硝唑 400 mg，每日 3 次，共 7 日。

甲硝唑 1 g，每日 2 次，共 7 日。

甲硝唑 2 g，每日 1 次，共 3~5 日。

替硝唑 2 g，每日 2 次，共 14 日。

六、随访

停药 1 周后复查。

七、其他管理

性伴侣同时检查和治疗。

治疗完成前或性伴未得到治疗前应避免性行为。

第五章
妊娠哺乳期性病的检测及临床管理

妊娠期是指受孕后至分娩前的生理时期。哺乳期是指产后产妇用自己的乳汁喂养婴儿的时期，即开始哺乳到停止哺乳的这段时间，一般为10个月至1年左右。妊娠哺乳期性病是指在受孕后至分娩前以及产后产妇用自己的乳汁喂养婴儿的时期感染性传播疾病。

一、妊娠哺乳期淋球菌感染的检测及治疗

● 妊娠淋病检测：妊娠并不改变推荐的检测方法或样本采集方法。

● 妊娠不会降低治疗效果，妊娠哺乳期淋球菌感染可选择以下治疗方案：①头孢曲松钠 250 mg 肌注，同时口服阿奇霉素 1 g；②大观霉素 2~4 g 肌注，同时口服阿奇霉素 1 g。

所有患者在治疗后应进行判愈试验检测，并且在 36 周后复查（再感染检测）。治疗完成后如果症状或体征持续，在完成治疗并且间隔至少 72 小时后进行培养试验。如果无症状，在完成抗生素治疗 3 周后进行检测。如果淋球菌核酸检测为阳性，则进行培养。

妊娠哺乳期淋病治疗注意事项：妊娠和哺乳期妇女禁用喹诺酮类（如氧氟沙星）或四环素类（如多西环素）抗菌剂治疗。

二、妊娠哺乳期衣原体感染的检测及治疗

- 妊娠衣原体检测：妊娠并不改变推荐的检测方法或样本采集方法。
- 妊娠和哺乳期沙眼衣原体感染可选择以下治疗方案治疗：①红霉素 500 mg 口服，每日 4 次，连续 7 日；②红霉素 250 mg 口服，每日 4 次，共 14 日；③阿莫西林 500 mg 口服，每日 3 次，连续 7 日；④阿奇霉素 1 g 顿服。

尽管现有数据表明阿奇霉素安全，但阿奇霉素在妊娠和哺乳期母亲的安全性尚未得到充分评估，一些专家建议只有在没有其他替代治疗方案的情况下才可用于妊娠和哺乳期。阿莫西林与红霉素的治愈率相似，副作用更少。

妊娠期感染沙眼衣原体，孕妇必须在完成治疗 5~6 周后进行判愈试验，同时可以考虑孕 36 周后复查（再次感染测试）。

妊娠哺乳期衣原体感染注意事项：妊娠期禁用多西环素和氧氟沙星。

三、妊娠哺乳期感染梅毒的检测及治疗

- 孕妇及产前门诊就诊者应进行梅毒血清学筛查。妊娠期感染梅毒未及时发现及治疗，可引起流产、死胎、早产和先天性梅毒。早期梅毒导致不良妊娠结局机会大，晚

期梅毒出现不良妊娠结局机会小。

- 妊娠期新确诊患梅毒的所有孕妇应按相应梅毒分期进行治疗。妊娠期梅毒患者在妊娠早3个月和妊娠末3个月各进行1个疗程的抗梅毒治疗。对青霉素过敏者，使用头孢曲松钠治疗，具体方案为头孢曲松钠1 g，每日肌内注射1次，共10~14日。也可使用红霉素500 mg，每日4次，早期梅毒连服15日，晚期梅毒和不明病期梅毒连服30日。应注意红霉素等大环内酯类耐药十分普遍，应尽量避免使用此方案。

治疗后每月作一次定量非梅毒螺旋体血清学试验，观察有无复发及再感染。因青霉素过敏使用红霉素治疗梅毒的孕妇，治疗后应加强临床和血清学随访。在停止哺乳后，要用多西环素复治。

妊娠期梅毒注意事项：妊娠期梅毒治疗禁用四环素、多西环素。

四、妊娠哺乳期疱疹病毒感染的检测及治疗

- 妊娠期初次发作的生殖器疱疹，应进行疱疹病毒培养或核酸检测，以及型特异性抗体检测。检测结果有利于帮助临床区分是原发感染还是复发感染。不同的临床分类可影响治疗方案的选择及分娩方式的选择。

对于孕前已经感染生殖器疱疹的孕妇，妊娠晚期连续病毒培养不能预测病毒脱落时间，因此不建议常规进行病毒培养以决定生产方式。

- 孕期前3个月及3~6个月初次感染生殖器疱疹，虽

然阿昔洛韦没有获准在妊娠期使用，但有大量临床经验支持其安全性。由于妊娠晚期药物的药代动力学改变，可使用阿昔洛韦 400 mg，每日 3 次口服，或伐昔洛韦 500 mg，每日 2 次口服，服药至临床表现消失。也可静脉使用阿昔洛韦治疗。

孕期后 3 个月（6~9 个月）初次感染生殖器疱疹，或在分娩时初次感染生殖器单纯疱疹孕妇，经产道分娩时发生母婴传播机会大，在使用阿昔洛韦治疗的同时，应提供剖腹产选择。

孕前感染疱疹的孕妇，妊娠晚期症状性复发可能较为短暂，如果分娩时没有生殖器皮损，则使用剖腹产来预防新生儿疱疹效果有限。孕前感染生殖器疱疹的孕妇，在妊娠 36 周开始使用阿昔洛韦抑制疗法，在分娩时可减少临床生殖器疱疹的复发及无症状病毒脱落，从而减少生殖器疱疹复发导致的剖腹产。

如果复发性生殖器疱疹的妇女分娩时合并疱疹皮疹就应考虑剖腹产。

妊娠期生殖器疱疹注意事项：本人没有疱疹史的孕妇，如果男性性伴有疱疹史，应告知孕妇采取措施降低感染风险，这些措施包括应在男性性伴生殖器疱疹复发期间避免性交，持续使用安全套。如果伴侣有口唇疱疹，女性应避免接受口交。应在产程开始时仔细检查阴道，以便及时发现疱疹感染的临床症状及体征。有活动性疱疹感染的母亲，应避免病灶与新生儿直接接触。

五、妊娠哺乳期肛门生殖器疣病毒检测及治疗

- 不推荐在妊娠期筛查人类乳头瘤样病毒（HPV）。
- 妊娠期间出现肛门生殖器疣时，只使用冷冻或激光等物理治疗方法治疗阴道外疣，目的是减少分娩时出现的病灶数量以减少新生儿接触病毒的机会。分娩后疣的生长速度变慢，疣体可能缩小。

很少因阴道口或宫颈的疣体粗糙梗阻而必须行剖腹产。目前没有证据表明剖腹产可预防新生儿喉乳头状瘤病/肛门生殖器疣，因两种情况均较罕见。

妊娠哺乳期肛门生殖器疣注意事项：妊娠期禁用鬼臼毒素和5-氟尿嘧啶治疗生殖器疣，因为其潜在致畸作用。咪喹莫特未被批准用于妊娠期生殖器疣的治疗。

六、妊娠哺乳期细菌性阴道病（BV）感染的检测及治疗

- 细菌性阴道病与迟发性流产、早产、胎膜早破和产后子宫内膜炎有关，但目前没有足够的证据建议对孕期细菌性阴道病进行常规筛查。
- 孕期诊断为细菌性阴道病的孕妇，可使用以下方案治疗：口服甲硝唑 400 mg，每日 2 次，共 7 日；或克林霉素阴道栓剂塞阴道，每晚 1 次，共 7 日；或口服克林霉素 300 mg，每日 2 次，共 5 日。

妊娠哺乳期细菌性阴道病（BV）感染注意事项：避免妊娠或哺乳期使用甲硝唑 2 g 顿服剂量，因可能造成母乳有

金属的味道。

服用甲硝唑 12~24 小时避免哺乳。服用替硝唑 3 日内避免哺乳。

七、妊娠哺乳期阴道毛滴虫感染的检测及治疗

● 妊娠并不改变推荐的检测方法或样本采集方法。所有患者均推荐使用湿片法及滴虫培养法检测阴道毛滴虫。

阴道毛滴虫感染与早产及低出生体重相关，可增加艾滋病病毒的传播。但妊娠期间治疗滴虫感染并不能改善妊娠结局，因此目前不推荐对无症状孕妇进行阴道毛滴虫筛查。

● 妊娠哺乳期阴道毛滴虫感染的治疗。没有证据提示妊娠早期使用甲硝唑有致畸可能，妊娠期可口服甲硝唑 400 mg，每日 2 次，共 7 日方案治疗。治疗困难病例可考虑首先使用红霉素或阿莫西林，然后使用甲硝唑可提高治愈率。这是可能由于阴道内存在的某些病原体相互作用而降低甲硝唑的有效性。

若治疗失败，检查服药依从性，同时需排除服药引起的呕吐导致甲硝唑未能进入体内。

妊娠哺乳期阴道毛滴虫感染注意事项：避免妊娠或哺乳期使用甲硝唑 2 g 顿服剂量，因可能造成母乳有金属的味道。

服用甲硝唑 12~24 小时避免哺乳。服用替硝唑 3 日内避免哺乳。

第六章
女性宫颈癌筛查及 HPV 疫苗

根据与肿瘤发生的关系，人乳头瘤病毒（HPV）分为高危型HPV及低危型HPV。低危型HPV可导致肛门生殖器疣的发生，而高危型HPV感染是宫颈癌的致病原因。宫颈细胞学检查结合HPV检测是预防宫颈癌的主要策略，而宫颈癌疫苗的应用则可达到预防肛门生殖器疣及宫颈癌的效果。

第一节 性病门诊提供宫颈细胞学检查策略

宫颈细胞学检查是一种宫颈细胞病变的筛查方法。宫颈细胞学检查是宫颈癌早期筛查、早期诊断，预防不良后果发生的主要手段。性病门诊女性性病患者是宫颈癌的高危人群，因此性病门诊应为女性性病患者提供宫颈细胞学检查。

一、宫颈细胞学筛查对象及筛查时间

所有25岁以上女性性病患者，都应该了解最后一次宫颈涂片的日期。

- HPV 高危型别检测结果为阴性者的宫颈细胞学筛查时间：

25～49岁的妇女应3年进行一次宫颈细胞学检查。

50～64岁的妇女可5年接受一次宫颈细胞学检查。

- HPV 高危型别检测结果为阳性者的宫颈细胞学筛查时间：

每年进行一次宫颈细胞学检查，直至高危型 HPV 消失3年。

- 宫颈细胞学筛查其他问题：

除非具有明显的临床症状，25岁以下的妇女不推荐常规进行宫颈细胞学筛查。

除非有临床症状或从未进行过宫颈细胞学筛检，不建议65岁或以上的妇女接受宫颈细胞学筛查。

HIV 阳性的妇女应该每年进行一次宫颈细胞学检查。

二、宫颈细胞学检查方法

虽然宫颈涂片可以发现宫颈的异常，但是阴道镜检查仍然很有必要，阴道镜检查可以提高发现宫颈病灶的敏感性及病理活检的准确性。

宫颈细胞学检查可以与 HPV 型别检测联合进行，HPV 高危型别阳性妇女，应增加宫颈细胞学检测频次。

第二节　HPV 疫苗

HPV（人类乳头瘤病毒）感染是导致宫颈癌和生殖器

疣以及部分肛门癌、口腔癌的主要因素。HPV疫苗（又称宫颈癌疫苗），是预防HPV感染的疫苗，是世界上第一个可预防HPV引起的宫颈癌及癌前病变、生殖器疣的疫苗。疫苗接种后，可刺激免疫系统产生保护性抗体，这种抗体存在于人的体液之中，HPV病毒一旦出现，抗体会立即作用，将其清除，阻止HPV病毒感染，从而达到预防HPV感染的目的。

一、目前已上市的HPV疫苗种类

已上市的HPV疫苗有三种，分别是二价HPV疫苗、四价HPV疫苗及九价HPV疫苗。

- 二价HPV疫苗：可预防16、18型HPV。
- 四价HPV疫苗：可预防6、11、16、18型HPV。
- 九价HPV疫苗：可预防6、11、16、18、31、33、45、52、58型HPV。

二、HPV疫苗接种年龄

疫苗适用于9岁以上人群，越早接种效果越好，虽然建议在发生性行为前接种效果最好，但这并不意味着有性行为后接种就无效了。实际上，有性行为后会大大增加感染HPV的风险，理论上是更应该接种HPV疫苗，预防随后可能的HPV感染，以降低因持续感染而演变成子宫颈癌及其他HPV感染相关肿瘤的概率。

1. HPV疫苗接种方法

二价HPV疫苗接种时间为：0、1、6月。

四价 HPV 和九价 HPV 疫苗接种时间为：0、2、6 月。

2. 不良反应及注意事项

接种 HPV 疫苗后可能发生轻度、一过性局部反应如红肿和疼痛。不宜用于对其他疫苗有严重过敏史的人或孕期女性，急性病患者应推迟接种。尽管 HPV 疫苗本身并无增加接种后晕厥的风险，但疫苗上市后调查报告显示，青春期女性在接种该疫苗后发生晕厥的概率相对较高，因此推荐在注射疫苗后留院观察 15 分钟。

第七章
开展性病临床服务基本要求

为性病患者提供临床服务需要具备基本的硬件设施及实验室设备，可以开展基本的性病检测并能提供性病治疗的药物。性病临床从业人员应达到开展临床服务的要求。

一、硬件要求

环境、房屋设置的基本要求如下：
- 医院有单独的性病专用诊室。
- 医院有单独的性病检查室及治疗室。
- 实验室（设在性病门诊内或设在医院检验科内）清洁区、工作区应严格区分。性病实验室应根据开展的检测方法合理布局，包括开展常规化验、细菌培养（含无菌室）、血清生化检验的功能分区（室），以及工作人员活动的清洁区（室）。应有合适亮度的照明，保持通风，内外环境整洁。

设备和器械的基本要求：
- 医疗器械、设备和仪器有三证，有标识。
- 监护和抢救设备好，齐全，且抢救药品无过期。
- 有开展常见性病病原体检测所需要相关仪器。

二、药房药物供应要求

开展性病临床服务单位,药房应配备以下药物或同类药。

- 头孢菌素类:头孢曲松钠等。
- 氨基糖苷类:大观霉素。
- 喹诺酮类:氧氟沙星、左氧氟沙星等。
- 青霉素类:苄星青霉素、普鲁卡因青霉素、青霉素钠等。
- 大环内酯类:阿奇霉素、红霉素、克拉霉素等。
- 四环素类:多西环素、四环素、米诺环素等。
- 抗病毒类:阿昔洛韦、伐昔洛韦或泛昔洛韦等。
- 磺胺类:复方新诺明等。
- 抗滴虫类:甲硝唑、替硝唑等。
- 抗真菌类:氟康唑、伊曲康唑、咪康唑栓剂等。

三、性病检测项目要求

开展性病临床服务,需要能向就诊者提供必要的性病检测。以下是开展性病临床服务应提供的基本性病检测项目。

应提供的梅毒检测如下:

- 梅毒螺旋体暗视野检查。
- 非梅毒螺旋体血清试验(RPR 或 TRUST)。
- 梅毒螺旋体血清试验(TPHA 或 TPPA)。

应提供的 HIV 检测如下:

- 血清抗体初筛试验(须通过初筛实验室评审)。

应提供的淋病检测如下：
- 革兰氏染色镜检。
- 淋球菌培养。
- 氧化酶鉴定试验、糖发酵试验。

应提供的沙眼衣原体检测如下：
- 沙眼衣原体抗原检测。
- 沙眼衣原体核酸检测。

应提供的尿道炎/宫颈炎检测如下：
- 镜检检查分泌物中白细胞。
- 湿片镜检阴道滴虫。
- 10%KOH湿片镜检念珠菌。
- 细菌性阴道病线索细胞检查。
- 真菌培养。

以上检测项目应具有常规实验质控记录。

四、专业技术人员要求

开展性病临床服务对专业技术人员的基本要求如下：
- 从事性病医疗、护理、检验的专业技术人员，应具备国家认定的执业资格，持证上岗。
- 至少有1名高级，1名中级以上人员。
- 医生、实验室人员、疫情报告人员3年至少一次接受市级或以上相关培训。

五、诊疗规范基本要求

性病规范诊疗服务基本要求如下：
- 病历书写记录完整。

- 门诊处方规范。
- 按国家性病诊疗指南对性病患者进行规范化诊疗。

梅毒苄星青霉素治疗率占75%以上。

淋病使用头孢类或大观霉素治疗率占75%以上。

沙眼衣原体使用阿奇霉素、多西环素、四环素、米诺环素等药物治疗率占75%以上。

- 需要签署知情同意书的治疗，必须由医师本人和患者进行宣讲，治疗知情同意书必须在治疗前签署。
- 就诊后提供健康教育服务（教育手册）。
- 及时、规范填报传染病报告卡。无漏报、迟报及误报。

六、健康教育

健康教育基本要求如下：

- 候诊区或诊室提供健康教育宣传单或手册。
- 医院内墙上贴有健康教育宣传画。

七、规章制度

开展性病临床服务机构，应制定相应规章制度及工作流程，以确保性病诊疗服务的质量。基本的规章制度及要求如下：

- 首诊医师负责制度。
- 传染病报告制度。
- 职业暴露处理制度（流程）。

附录一
梅毒行业诊断标准

1. 范围

本标准规定了梅毒的诊断依据、诊断原则、诊断和鉴别诊断。

本标准适用于全国各级各类医疗卫生机构及其医务人员对梅毒的诊断。

2. 术语和定义

下列术语和定义适用于本文件。

2.1 梅毒 syphilis

苍白密螺旋体苍白亚种（treponema pallidumsubp pallidum）（又名梅毒螺旋体）感染人体所引起的一种系统性、慢性性传播疾病，可引起人体多系统多器官的损害，产生多种临床表现，导致组织破坏、功能失常，甚至危及生命。

2.2 前带现象 prozone phenomenon

在非梅毒螺旋体血清学试验（如 RPR 试验）中，由于血清抗体水平过高，抗原抗体比例不合适，而出现假阴性或弱阳性结果，将此血清稀释后再做血清学试验，出现阳性结果,称为前带现象。这种现象临床上主要发生在二期梅毒患者。

2.3 梅毒血清固定 syphilis serofast

梅毒患者经过规范的抗梅毒治疗和一定时间的随访(一期梅毒随访1年,二期梅毒随访2年,晚期梅毒随访3年),非梅毒螺旋体血清学试验维持在一定滴度(一般在1∶8或以下,但超过1∶8也不鲜见),排除再感染、神经梅毒、心血管梅毒和生物学假阳性等,即为梅毒血清固定。

3. 缩略语

下列缩略语适用于本文件。

CLIA:化学发光免疫试验(chemiluminescence immunoassay)

ELISA:酶联免疫吸附试验(enzyme-linked immunosorbent assay)

FTA-ABS:荧光螺旋体抗体吸收试验(fluorescent treponemal antibody-absorption)

PCR:聚合酶链反应(polymerase chain reaction)

RPR:快速血浆反应素环状卡片试验(rapid plasma reagin)

RT:快速检测试验(rapid test)

TPHA:梅毒螺旋体血凝试验(treponema pallidum hemagglutination assay)

TPPA:梅毒螺旋体颗粒凝集试验(treponema pallidum particle agglutination)

TRUST:甲苯胺红不加热血清试验(toluidine red

unheated serum test)

VDRL：性病研究实验室玻片试验（venereal disease research laboratory）

4. 诊断依据

4.1 一期梅毒

4.1.1 流行病学史

多数有不安全性行为史，或性伴感染史，或多性伴史。

4.1.2 临床表现

硬下疳：潜伏期2周~4周（平均3周），多见于外生殖器等性接触部位。起初表现为小丘疹，逐渐发展为直径1 cm~2 cm的圆形或椭圆形浅在性溃疡，界限清楚、边缘略隆起，溃疡面清洁；一般为单发；触诊基底质韧，呈软骨样硬度；无明显疼痛或触痛。硬下疳也可不典型，或可因为继发细菌感染，表现为自觉疼痛、多个溃疡、深或大的溃疡、溃疡面有脓性渗出物、触之不硬等。

腹股沟或患部近卫淋巴结肿大：可为单侧或双侧，无痛，相互孤立而不粘连，质硬，不化脓破溃，其表面皮肤无发红、发热表现。

4.1.3 实验室检查

4.1.3.1 暗视野显微镜检查、镀银染色检查或核酸扩增试验

硬下疳损害刮取渗液或淋巴结穿刺液可查见梅毒螺旋体，或核酸扩增试验检测梅毒螺旋体核酸阳性（见附录A.1、A.2、A.3）。

4.1.3.2 非梅毒螺旋体血清学试验

阳性（见 A.4.2）。如感染不足 6 周，该试验可为阴性，应于感染 6 周后复查。

4.1.3.3 梅毒螺旋体血清学试验

阳性（见 A.4.3）。如感染不足 4 周，该试验亦可为阴性，应于感染 4 周后复查。

4.2 二期梅毒

4.2.1 流行病学史

多数有不安全性行为史，或性伴感染史，或多性伴史；或有输血史（供血者为早期梅毒患者）。可有一期梅毒史，病期在 2 年以内。

4.2.2 临床表现

皮损：呈多形性，可模拟各种皮肤病皮损，包括斑疹、斑丘疹、丘疹、丘疹鳞屑疹及脓疱疹等，常泛发对称；掌跖部易见暗红斑及脱屑性斑丘疹；外阴及肛周可见湿丘疹及扁平湿疣；皮损一般无自觉症状，也可有瘙痒；口腔可发生黏膜斑，或可有生殖器部位黏膜斑；可发生虫蚀样脱发。二期复发梅毒，皮损局限，数目较少，形态奇异，常呈环状、弓形或弧形。

全身浅表淋巴结可肿大。

可出现梅毒性骨关节损害、眼损害、神经系统及其他内脏损害等。

4.2.3 实验室检查

4.2.3.1 暗视野显微镜检查、镀银染色检查或核酸扩增试验

二期梅毒皮损如扁平湿疣、湿丘疹及黏膜斑,其刮取渗液可查见梅毒螺旋体,或核酸扩增试验检测梅毒螺旋体核酸阳性(见 A.1、A.2、A.3)。

4.2.3.2 非梅毒螺旋体血清学试验

阳性(见 A.4.2)。

4.2.3.3 梅毒螺旋体血清学试验

阳性(见 A.4.3)。

4.3 三期梅毒

4.3.1 流行病学史

多数有不安全性行为史,或性伴感染史,或多性伴史。可有一期或二期梅毒史。病期 2 年以上。

4.3.2 临床表现

晚期良性梅毒:皮肤黏膜损害表现为头面部及四肢伸侧的结节性梅毒疹,大关节附近的近关节结节,皮肤、口腔、舌咽树胶肿,上腭及鼻中隔黏膜树胶肿可导致上腭及鼻中隔穿孔和马鞍鼻。也可发生骨梅毒及其他内脏梅毒,累及骨骼及关节、呼吸道、消化道、肝脾、泌尿生殖系及内分泌腺等。

眼梅毒:少数可发生虹膜睫状体炎、视网膜炎及间质性角膜炎等,可致失明。

神经梅毒:可发生脑膜神经梅毒(出现头痛、呕吐、颈项强直等)、脑膜血管梅毒(出现闭塞性脑血管综合征表

现如偏瘫、失语、癫痫性发作）、脑实质梅毒（出现麻痹性痴呆、脊髓痨等），也可为无症状性神经梅毒，仅有脑脊液异常发现。

心血管梅毒：可发生单纯性主动脉炎、主动脉瓣闭锁不全、主动脉瘤等。

4.3.3 实验室检查

4.3.3.1 非梅毒螺旋体血清学试验

阳性（见 A.4.2）。

4.3.3.2 梅毒螺旋体血清学试验

阳性（见 A.4.3）。

4.3.3.3 脑脊液检查（主要用于神经梅毒的诊断）

白细胞计数 $\geqslant 10 \times 10^6/L$，蛋白量 > 500 mg/L，且无其他引起这些异常的原因。脑脊液 VDRL 试验（或 RPR/TRUST 试验）或 FTA-ABS 试验（或 TPPA/TPHA 试验）阳性（见 A.4.2、A.4.3）。

4.3.3.4 组织病理检查

有三期梅毒的组织病理变化（见 A.5）。

4.4 隐性梅毒（潜伏梅毒）

4.4.1 流行病学史

多数有不安全性行为史，或性伴感染史，或多性伴史。

早期隐性梅毒：在近 2 年内有以下情形：

a）有明确的不安全性行为史，而 2 年前无不安全性行为史；

b）有过符合一期或二期梅毒的临床表现，但当时未得到诊断和治疗者；

c）性伴有明确的早期梅毒感染史。

晚期隐性梅毒：感染时间在 2 年以上。无法判断感染时间者亦视为晚期隐性梅毒。

既往无明确的梅毒诊断或治疗史。

4.4.2　临床表现

无任何梅毒性的临床表现。

4.4.3　实验室检查

4.4.3.1　非梅毒螺旋体血清学试验

阳性（见 A.4.2）。

4.4.3.2　梅毒螺旋体血清学试验

阳性（见 A.4.3）。

4.4.3.3　脑脊液检查

有条件时可进行脑脊液检查以排除无症状神经梅毒。隐性梅毒一般无明显异常。

4.5　胎传梅毒（先天梅毒）

4.5.1　流行病学史

生母为梅毒患者。

4.5.2　临床表现

早期胎传梅毒：2 岁以内发病，类似于获得性二期梅毒。发育不良；皮损常为水疱—大疱、红斑、丘疹、扁平湿疣；口周及肛周形成皲裂，愈后遗留放射状瘢痕；梅毒性鼻炎及喉炎；骨髓炎、骨软骨炎及骨膜炎；可有全身淋巴结肿大、肝脾肿大、贫血等。

晚期胎传梅毒：2 岁以后发病，类似于获得性三期梅毒。出现炎症性损害（间质性角膜炎、神经性耳聋、鼻或腭树胶肿、克勒顿关节等）或标志性损害（前额圆凸、马鞍鼻、佩刀胫、锁胸关节骨质肥厚、赫秦生齿、腔口周围皮肤放射状裂纹等）。

隐性胎传梅毒：即胎传梅毒未经治疗，无临床症状，梅毒血清学试验阳性，脑脊液检查正常，年龄＜2岁者为早期隐性胎传梅毒，＞2岁者为晚期隐性胎传梅毒。

4.5.3　实验室检查

4.5.3.1　暗视野显微镜检查、镀银染色检查或核酸扩增试验

在早期胎传梅毒儿的皮肤黏膜损害或组织标本中可查到梅毒螺旋体，或核酸扩增试验检测梅毒螺旋体核酸阳性（见A.1、A.2、A.3）。

4.5.3.2　梅毒血清学试验

梅毒血清学试验如下：

——出生时非梅毒螺旋体血清学试验阳性，滴度大于或等于母亲分娩前滴度的4倍，且梅毒螺旋体血清学试验阳性（见A.4.2）；

——梅毒螺旋体IgM抗体检测：阳性（见A.4.3.8）；

——出生时不能诊断胎传梅毒的儿童，任何一次随访过程中非梅毒螺旋体血清学试验由阴转阳，或滴度上升，且梅毒螺旋体血清学试验阳性（见A.4.2）；

——在18月龄前不能诊断胎传梅毒的儿童，18月龄后梅毒螺旋体血清学试验仍阳性（见A.4.3）。

5．诊断原则

应根据流行病学史、临床表现及实验室检查等进行综合分析，作出诊断。

6. 诊断

6.1 一期梅毒

6.1.1 疑似病例

应同时符合 4.1.1 和 4.1.2，并符合 4.1.3.2 或 4.1.3.3 中的一项。

6.1.2 确诊病例

应同时符合 6.1.1 和 4.1.3.1，或同时符合 4.1.1、4.1.2、4.1.3.2 和 4.1.3.3。

6.2 二期梅毒

6.2.1 疑似病例

应同时符合 4.2.1 和 4.2.2，并符合 4.2.3.2 或 4.2.3.3 中的一项。

6.2.2 确诊病例

应同时符合 6.2.1 和 4.2.3.1，或同时符合 4.2.1、4.2.2、4.2.3.2 和 4.2.3.3。

6.3 三期梅毒

6.3.1 疑似病例

应同时符合 4.3.1 和 4.3.2，并符合 4.3.3.1 或 4.3.3.2 中的一项。

6.3.2 确诊病例

应同时符合4.3.1、4.3.2 和 4.3.3.1，并符合4.3.3.2 或 4.3.3.4 中的一项。诊断神经梅毒还应同时符合4.3.3.3。

6.4 隐性梅毒（潜伏梅毒）

6.4.1 疑似病例

应同时符合 4.4.1 和 4.4.2，并符合 4.4.3.1 或 4.4.3.2 中的一项。

6.4.2 确诊病例

应同时符合 4.4.1、4.4.2、4.4.3.1、4.4.3.2 和 4.4.3.3。

6.5 胎传梅毒（先天梅毒）

6.5.1 疑似病例

所有未经有效治疗的患梅毒母亲所生的婴儿，证据尚不足以确诊胎传梅毒者。

6.5.2 确诊病例

应同时符合 4.5.1 和 4.5.2，并符合 4.5.3 中的一项。

7. 鉴别诊断

7.1 一期梅毒

7.1.1 硬下疳

需与软下疳、生殖器疱疹、性病性淋巴肉芽肿、糜烂性龟头炎、白塞病、固定型药疹、癌肿、皮肤结核等发生在外阴部的红斑、糜烂和溃疡鉴别。

7.1.2 梅毒性腹股沟淋巴结肿大

需与软下疳、性病性淋巴肉芽肿引起的腹股沟淋巴结肿大，以及转移癌肿鉴别。

7.2 二期梅毒

7.2.1 梅毒性斑疹

需与玫瑰糠疹、银屑病、扁平苔藓、手足癣、白癜风、花斑癣、药疹、多形红斑、远心性环状红斑等鉴别。

7.2.2 梅毒性丘疹和扁平湿疣

需与银屑病、体癣、扁平苔藓、毛发红糠疹、尖锐湿疣等鉴别。

7.2.3 梅毒性脓疱疹

需与各种脓疱病、脓疱疮、臁疮、雅司、聚合性痤疮等鉴别。

7.2.4 黏膜梅毒疹

需与传染性单核细胞增多症、地图舌、鹅口疮、扁平苔藓、化脓性扁桃体炎等鉴别。

7.2.5 梅毒性脱发

需与斑秃鉴别。

7.3 三期梅毒

7.3.1 结节性梅毒疹

需与寻常狼疮、结节病、瘤型麻风等鉴别。

7.3.2 树胶肿

需与寻常狼疮、瘤型麻风、硬红斑、结节性红斑、脂膜炎、癌肿等鉴别。

7.3.3 神经梅毒

脑膜神经梅毒需与各种原因引起的脑膜炎鉴别。脑膜血管梅毒需与各种原因引起的脑卒中鉴别。麻痹性痴呆需与各种精神疾患、阿尔茨海默病（老年性痴呆）、慢性酒精中毒和癫痫发作等鉴别。脊髓痨需与埃迪（Adie）综合征、糖尿病性假脊髓痨等鉴别。

7.3.4 心血管梅毒

梅毒性主动脉瘤需与主动脉硬化症鉴别。梅毒性冠状动脉病需与冠状动脉粥样硬化鉴别。梅毒性主动脉瓣闭锁不全需与各种原因引起的主动脉瓣闭锁不全鉴别。

7.4 潜伏梅毒（隐性梅毒）

无明显临床表现，但梅毒血清学试验阳性，需要与梅毒治疗后的血清固定现象进行鉴别。

附录 A
（规范性附录）
梅毒的实验室检查

A.1 梅毒螺旋体暗视野显微镜检查

A.1.1 原理

暗视野显微镜检查是采用一个特殊的聚光器，分为干系和湿系两种，其中央均为黑漆所遮蔽，仅在圆周边留有光线斜角处，光线只可从其圆周边缘斜角射到载玻片上。梅毒螺旋体检查一般采用湿系聚光器。倘若斜射光线遇到载玻片上的物体，如螺旋体等，物体会发光显现。

A.1.2 材料

暗视野显微镜、钝刀（刮勺）、载玻片、注射器、注射针头、无菌等渗盐水。

A.1.3 取材

A.1.3.1 皮肤黏膜损害取材：首先在载玻片（厚度为 1.0 mm~1.2 mm）上滴加 50 μL~100 μL 盐水备用。然后用棉拭子取无菌盐水轻轻擦去皮损上的污物。如皮损上有痂皮，可用钝刀小心除去。再用钝刀轻轻地刮数次（避免出血），取组织渗液与载玻片上的盐水混匀，加盖玻片置暗视野显微镜下检查。

A.1.3.2 淋巴结取材：消毒淋巴结表面皮肤，用无菌干棉球擦干。用1 mL无菌注射器配12号针头，吸取无菌等渗盐水0.25 mL～0.5 mL，以无菌操作穿刺淋巴结并注入盐水，再吸入注射器内，反复2次～3次后，取少量淋巴液于载玻片上，加盖玻片，置暗视野显微镜下检查。

A.1.4 方法

A.1.4.1 在暗视野聚光器（此法用湿系暗视野聚光器）上加一滴甘油缓冲液［甘油和0.1 mol/L磷酸缓冲液（PBS），pH 7.0，按7：3配制］。

A.1.4.2 载玻片置载物台上，上升聚光器使甘油缓冲液接触载玻片，先用10倍物镜，使物像清晰，再用40倍物镜观察，寻找有特征形态和运动方式的梅毒螺旋体。

A.1.5 结果及解释

A.1.5.1 暗视野显微镜下，典型的梅毒螺旋体呈白色发光，其螺旋较密而均匀，平均8～14个。运动规律，运动性较强，观察其运动形式有助于与其他螺旋体相鉴别。见到梅毒螺旋体，结合典型临床表现，有确诊梅毒的价值。其运动方式包括如下：

    a) 旋转式，围绕其长轴旋转；

    b) 蛇行式，全身弯曲如蛇行；

    c) 伸缩其螺旋间距离而移动。

A.1.5.2 未检出螺旋体不能排除梅毒的诊断,阴性结果可能说明:

a) 螺旋体数量不足(单次暗视野显微镜检查其敏感性低于50%);

b) 患者已接受抗生素或杀灭梅毒螺旋体的药物治疗;

c) 损害接近自然消退。

A.2 梅毒螺旋体镀银染色检查

A.2.1 原理

梅毒螺旋体具有亲银性,可被银溶液染成棕黑色,在普通显微镜下可观察到梅毒螺旋体。

A.2.2 材料

普通光学显微镜、钝刀(刮勺)、加拿大树胶、罗吉氏固定液、鞣酸媒染剂、Fontana银溶液、无水酒精。

A.2.3 取材

同A.1.3。

A.2.4 方法

A.2.4.1 涂片干燥:将标本涂于干净载玻片涂成薄片,于空气中自然干燥(不可用火干燥固定)。

A.2.4.2 固定:用罗吉氏固定液将涂片固定2 min ~ 3 min。

A.2.4.3 洗涤:用无水酒精洗涤玻片上的油污。

A.2.4.4 媒染:加鞣酸媒染剂2~3滴于涂片上,略加热产生蒸汽,染30 s。

A.2.4.5 银染:水洗,加Fontana银溶液于涂片上,略加热产生蒸汽,染30 s。

A.2.4.6 镜检：水洗，待干，加盖玻片后，以加拿大树胶封固（封固的目的是防止用镜油时，使标本脱色，同时有利于长期保存），用油镜检查。

A.2.5 结果及解释

A.2.5.1 显微镜下观察：梅毒螺旋体染成棕褐色。

A.2.5.2 临床意义的解释同暗视野显微镜检查法。标本阳性时，若有典型的皮肤黏膜损害者可确诊。如标本阴性时，不能完全排除梅毒，必要时应复查。应注意与腐生螺旋体鉴别。

A.3 梅毒螺旋体核酸扩增试验

A.3.1 原理

采用聚合酶链反应（PCR）法。通过特异引物和特定条件下的热循环反应，对皮损部位组织液、淋巴穿刺液及脑脊液等样品中的梅毒螺旋体进行核酸检测，在早期梅毒、神经梅毒和先天梅毒等诊断中具有一定的价值。

A.3.2 材料

A.3.2.1 PCR 引物：梅毒螺旋体核酸扩增检测一般使用 bmp、tpp47、polA 等基因序列的引物。

A.3.2.2 主要试剂：包括核酸提取纯化、PCR 所需的试剂。

A.3.3 取材

同 A.1.3。

A.3.4 方法

A.3.4.1 核酸提取：可使用硅胶柱离心、磁性硅胶颗粒分离等方法，商品化试剂盒则按说明书操作进行核酸提取。

A.3.4.2 PCR扩增反应：PCR扩增反应体系包括四种脱氧核苷酸、PCR缓冲液、Taq DNA聚合酶、引物（套式PCR包括内引物和外引物），根据不同检测目的使用相应的程序进行扩增。

A.3.4.3 扩增产物分析：目前常用荧光定量分析方法。

A.3.5 结果及解释

A.3.5.1 每一次检测需同时做阳性对照、阴性对照，只有阳性对照扩增出预期的片段、阴性对照没有扩增出任何片段视为实验成立，可作出核酸检测阳性或阴性结果的判定。

A.3.5.2 临床意义同暗视野显微镜检查，但PCR检查的敏感性高于暗视野显微镜检查。

A.4 梅毒血清学检查

A.4.1 意义和分类

当人体感染梅毒螺旋体后4周~10周，血清中可产生一定数量的抗类脂质抗原的非特异性抗体（反应素）和抗梅毒螺旋体抗原的特异性抗体。这些抗体均可用免疫学方法进行检测。血清学检查是辅助诊断梅毒的重要手段。

根据检测所用抗原不同，梅毒血清学试验分为两大类：一类为非梅毒螺旋体血清学试验（又称梅毒非特异性抗体试验），主要包括VDRL、RPR、TRUST等；另一类为梅毒螺旋体血清学试验（又称梅毒特异性抗体试验），包括TPPA、FTA-ABS、ELISA、CLIA、RT等。临床上可根据实验室条件选择任何一类血清学检测方法作为筛查（初筛）试验，但初筛阳性结果需经另一类梅毒血清学检测方法复检确证，才能够为临床诊断或疫情报告提供依据。有条件时亦可同时做这两类试验。

A.4.2 非梅毒螺旋体血清学试验

A.4.2.1 原理

梅毒螺旋体一旦感染人体，人体迅速对被损害的宿主细胞以及梅毒螺旋体细胞表面所释放的类脂物质作出免疫应答，在3周~4周产生抗类脂抗原的抗体（亦称为反应素）。这些抗体主要是IgG和IgM型混合抗体。非梅毒螺旋体试验是使用心磷脂、卵磷脂及胆固醇作为抗原的絮状凝集试验。反应素与心磷脂形成抗原抗体反应，卵磷脂可加强心磷脂的抗原性，胆固醇可增强抗原的敏感性。心磷脂、卵磷脂遇水形成胶体溶液，胆固醇遇水形成结晶。当抗原与抗体（反应素）混合发生反应时，后者即黏附胶体微粒的周围，形成疏水性薄膜。由于摇动、碰撞，使颗粒与颗粒互相黏附而形成肉眼可见的颗粒凝集和沉淀，即为阳性反应。如遇到非梅毒血清，因体液中的白蛋白多于球蛋白，而白蛋白对胶体颗粒有保护作用，形成亲水性薄膜，即使同样摇动、碰撞，由于抗原颗粒周围没有黏附免疫球蛋白的作用，不能形成较大颗粒，无肉眼可见的凝集和沉淀，因此为阴性反应。VDRL、RPR和TRUST等试验均为此类试验，它们所采用的抗原成分相同，敏感性和特异性基本相似。

A.4.2.2 VDRL 玻片试验

A.4.2.2.1 材料

具体材料如下：

a) VDRL 试剂盒：含 VDRL 抗原（0.5 mL）；VDRL 缓冲液，pH（6.0±0.1），其配方为中性福尔马林 0.5 mL，Na_2HPO_4 0.037 g，KH_2PO_4 0.17 g，NaCl 10.0 g，蒸馏水 1000 mL；标准针头（60 滴/mL±1 滴/mL），直径 14 mm 漆圈玻片；VDRL 试验结果图片；

b) 其他：0.85% NaCl 溶液（等渗盐水）；可调水平旋转器。

A.4.2.2.2 VDRL 抗原配制方法

具体方法如下：

a) 吸取 0.3 mL VDRL 缓冲液置 30 mL 小瓶；

b) 吸取 0.3 mL VDRL 抗原迅速滴入小瓶内 VDRL 缓冲液中（约 4 s），随后摇动 10 s，使之混匀；

c) 立即加 2.4 mL VDRL 缓冲液，盖上瓶盖，来回颠倒摇动小瓶 10 s 约 30 次，即为 VDRL 抗原，此抗原只能用 1 d。

A.4.2.2.3 定性试验

具体步骤如下：

a) 血清标本需 56 ℃灭活 30 min 备用；

b) 吸取 0.05 mL 血清加入玻片圈内，将血清涂开至整个圈内；

c) 用标准针头加入 1 滴抗原。

d) 将玻片置旋转器上摇动 4 min，（180±5）次/min，立即置 10×10 倍显微镜下观察。

A.4.2.2.4 定量试验

经 VDRL 定性试验为阳性、弱阳性，或为可疑反应或阴性但临床怀疑为梅毒者，需做定量试验，前者需明确抗体滴度，后者为排除"前带现象"，具体步骤如下：

a）在反应板 1～8 孔各加等渗盐水 0.05 mL。

b）吸取 0.05 mL 血清标本（血清已灭活）置第 1 孔与等渗盐水混匀，吸取 0.05 mL 稀释液至第 2 孔混匀，再吸取 0.05 mL 至第 3 孔，如此连续稀释至第 8 孔，弃 0.05 mL 稀释液。稀释度为原倍、1∶2、1∶4、1∶8、1∶16、1∶32、1∶64、1∶128，必要时可稀释至更高倍数。

c）每个稀释度加入抗原 1 滴。

d）旋转速度和时间同定性试验。

A.4.2.2.5 结果判读及报告

3+～4+：大或中等大小的絮状物，液体清亮。

2+：小到中等大小的絮状物，液体较清亮。

1+：小的絮状物，均匀分布，液体混浊。

－：仅见抗原颗粒集于中央一点或均匀分散。

结果报告：出现 1+～4+ 强度的凝集反应报告阳性，为产生凝集反应报告阴性。

A.4.2.3 RPR 环状卡片试验

A.4.2.3.1 原理

RPR 试验是 VDRL 试验的一种改良方法。该法是在抗原中加入活性炭颗粒作为指示物，加入了氯化胆碱，因此血清不需灭活。特制的白色纸卡替代了玻片。试验结果易于判断，肉眼即可观察。也可用血浆进行检测，试验结果可保存。抗原放 4 ℃ 冰箱可保存 1 年。

A.4.2.3.2　材料

材料如下：

a）RPR 试剂盒：含 RPR 抗原，直径为 18 mm 圆圈的特制白色反应卡片，标准针头（60 滴/mL ± 1 滴/mL），RPR 试验结果图片；

b）其他：可调水平旋转器。

A.4.2.3.3　定性试验

具体步骤如下：

a）吸取 0.05 mL 血清或血浆加于卡片圈内，并均匀地涂布在整个圈内（每张纸卡有 10 个或 12 个反应圈）；

b）将抗原轻轻摇匀，用标准针头吸取抗原，每个标本加 1 滴抗原；

c）将卡片置水平旋转器旋转 8 min，（100 ± 5）r/min；

d）立即在明亮光线下观察结果。

A.4.2.3.4　结果判读及报告

参见 A.4.2.2.5。

A.4.2.3.5　定量试验

RPR 定量试验的指证与 VDRL 试验相同。其具体步骤如下：

a）在圈内加入 0.05 mL 等渗盐水（一般作 6~8 个稀释度），勿将盐水涂开。

b）吸取 0.05 mL 血清或血浆作系列稀释（1∶2~1∶64），当稀释到最后的第 6 孔时，弃去 0.05 mL 稀释液。从第6孔起将血清稀释液涂布整个圈内，再涂布第5孔，依此向前到第1孔。

c）滴加抗原，旋转时间、速度和观察结果同定性试验。

A.4.2.4 TRUST 试验

A.4.2.4.1 原理

TRUST 试验原理与 RPR 试验原理相同。唯 TRUST 试验的抗原中加入甲苯胺红颗粒代替活性炭颗粒指示物，使阳性结果出现红色絮状现象，阴性结果见红色颗粒集于中央或均匀分散。

A.4.2.4.2 方法

TRUST 试验方法及结果判读均与 RPR 试验相同。

A.4.2.5 注意事项

A.4.2.5.1 实验环境温度应为 23 ℃ ~ 29 ℃，抗原应保存于 4 ℃ 冰箱，试验前应恢复到室温。抗原应防止冻结，以免抗原被破坏。

A.4.2.5.2 校准针头，VDRL、RPR 和 TRUST 等抗原为（60±1）滴/mL。

A.4.2.5.3 血液标本应防止污染，放置室温应在 24 h 内完成。如血清 56 ℃ 灭活或放 4 ℃ 保存，在试验前应恢复适宜温度后再开始试验。

A.4.2.5.4 试验完毕，应立即观察结果。

A.4.2.6 临床意义

A.4.2.6.1 非梅毒螺旋体血清学试验方法简便、快速，敏感性和特异性较高。对一期梅毒的敏感性为 74% ~

87%，二期梅毒达100%，三期梅毒34%~94%。特异性96%~99%。

A.4.2.6.2 非梅毒螺旋体血清学试验适用于各期梅毒的诊断。早期梅毒经治疗后血清滴度可下降或转阴，故可用于疗效观察、判愈、判定复发或再感染。也适用于人群的筛查、产前检查及健康体检等。

A.4.2.6.3 非梅毒螺旋体血清学试验可出现"前带现象"，应在临床上注意识别。

A.4.2.6.4 VDRL试验适用于神经梅毒的脑脊液检查，特异性高，但敏感性低。

A.4.2.6.5 非梅毒螺旋体血清学试验可在某些传染病及胶原性疾病时出现假阳性反应，因此对阳性反应结合临床进行鉴别，或作梅毒螺旋体血清学试验以进一步证实。

A.4.3 梅毒螺旋体血清学试验

A.4.3.1 基本原理

梅毒螺旋体血清学试验的基本原理：采用梅毒螺旋体提取物或其重组蛋白作为抗原，为特异性抗原，检测血清中抗梅毒螺旋体IgG或IgM抗体，其敏感性和特异性均较高。因TPHA的基本原理和方法与TPPA相似，且目前临床较少应用，故不赘述。

A.4.3.2 梅毒螺旋体颗粒凝集试验（TPPA）

A.4.3.2.1 原理

TPPA试验用梅毒螺旋体提取物致敏明胶颗粒，此致敏颗粒与人血清中的抗梅毒螺旋体抗体结合，产生可见的凝集反应。明胶颗粒为玫瑰红色，便于肉眼观察结果。

A.4.3.2.2 材料

具体材料如下：

a）TPPA 试剂盒：含蒸馏水（标记为 A），用于溶解致敏颗粒、未致敏颗粒和质控血清；标本稀释液（标记为 B），用于稀释血清标本；致敏颗粒（标记为 C），冷冻干燥品，用前 30 min 按规定量加 A 液溶解并混匀；未致敏颗粒（标记为 D），冷冻干燥品，用前 30 min 按规定量加 A 液溶解并混匀；质控血清（标记为 E），冷冻干燥品，用时按规定量加入 A 液；

b）其他：U 型微量反应板、移液器、保湿盒、微量板振荡器。

A.4.3.2.3 方法

试验前试剂应恢复到 15 ℃ ~30 ℃，具体方法如下：

a）B 液加至微量反应板孔内，第 1 孔 25 μL，第 2 孔 100 μL，第 3、4 孔各 25 μL 液；

b）取血清 25 μL 加至第 1 孔，混匀后取 25 μL 至第 2 孔，混匀后取 25 μL 至第 3 孔，混匀后取 25 μL 至第 4 孔，混匀后弃去 25 μL；

c）第 3 孔加 D 液（未致敏颗粒）25 μL，第 4 孔加 C 液（致敏颗粒）25 μL；

d）将反应板置振荡器振荡 30 s；

e）置有盖湿盒，15 ℃ ~25 ℃ 避光孵育 2 h 后，或放 4 ℃ 冰箱过夜观察结果。

A.4.3.2.4 结果

颗粒光滑覆盖整个孔底，有时边缘有折叠　　　4＋阳性

颗粒光滑覆盖大部分孔底	3+阳性
颗粒光滑集聚覆盖孔底，周围有一颗粒环	2+阳性
颗粒光滑集聚覆盖孔底，周围有一明显颗粒环	1+阳性
颗粒沉集孔底，中央形成一小点	±可疑
颗粒紧密沉积于孔底中央	−阴性

A.4.3.2.5 报告方法

阳性报告：定性试验，血清在 1∶80 以上稀释度与致敏颗粒发生凝集反应（1+或更强），与未致敏颗粒（第3孔）不发生凝集反应。

阴性报告：血清与致敏颗粒和未致敏颗粒均不发生凝集反应。

A.4.3.2.6 注意事项

微量反应板要清洁干净，孔内无异物。

加入血清后，使用微量板振荡器振荡反应板，而不可使用水平旋转仪。

试剂盒不可置于 0 ℃ 以下，防止冻结，不同批号试剂不可混合使用。

如未致敏颗粒出现凝集反应，应将血清进行吸收处理后再进行试验，或改用其他试验方法。

A.4.3.2.7 血清吸收处理

具体步骤如下：

a) 取 0.95 mL 已恢复体积的未致敏颗粒加入清洁的小试管内；

b) 试管内加入 50 μL 血清标本并充分混匀，置 15 ℃ ~25 ℃ 20 min 或更长时间；

c）离心 2000 r/min，5 min，取 25 μL 上清液（血清标本稀释 1∶20）置第 3 孔，注意不要混入颗粒；

d）自第 4 孔～第 10 孔各加 25 μLB 液；

e）自第 3 孔吸 25 μL 至第 4 孔，混匀后吸 25 μL 至第 5 孔，如此稀释至第 10 孔，弃去 25 μL；

f）按定量试验法加入 D 液和 C 液，将反应板置微量板振荡器上振荡 30 s，置湿盒内，15 ℃ ~25 ℃ 孵育 2 h 观察结果。

A.4.3.3 荧光螺旋体抗体吸收试验（FTA-ABS）

A.4.3.3.1 原理

FTA-ABS 试验以完整形态的梅毒螺旋体 Nichol 株作为抗原，加上经吸收剂（用梅毒螺旋体 Reiter 株制备而成）处理过的患者血清形成抗原抗体复合物，再加异硫氰酸荧光素标记的抗人免疫球蛋白，与血清梅毒螺旋体抗体结合。在荧光显微镜下，螺旋体显示苹果绿色的荧光，即为阳性反应。

A.4.3.3.2 材料

具体材料如下：

a）梅毒螺旋体抗原玻片，有直径 0.5 cm 涂布梅毒螺旋体的圆圈，在高倍镜下每视野不少于 30 条螺旋体，丙酮固定；

b）吸收剂（5 mL 冷冻干燥品），由体外培养的 Reiter 株螺旋体制备而成，使用前用无菌蒸馏水恢复原体积；

c）荧光抗体，用荧光素标记羊或鼠抗人免疫球蛋白；

d）血清稀释板。

A.4.3.3.3　方法

具体方法如下：

a) 将血清标本于56 ℃灭活30 min，备用；

b) 吸收剂加入5 mL无菌蒸馏水，用作血清的稀释；

c) 血清标本和吸收剂按1∶5~1∶20稀释，混匀后置有盖湿盒内于35 ℃ ~37 ℃孵育30 min；

d) 将系列稀释的血清分别加到抗原片上（每孔不少于30 μL），放入有盖湿盒内，置35 ℃ ~37 ℃孵育30 min；

e) 用0.01 mol/L的PBS冲洗抗原片，用磁力搅拌器低速以0.01 mol/L PBS溶液洗涤抗原片，每5 min更换PBS液1次，共3次，最后一次用蒸馏水冲洗一遍，冷风吹干备用；

f) 抗原片每个圈内加30 μL荧光抗体（荧光抗体稀释为工作液），放湿盒35 ℃ ~37 ℃孵育30 min；重复步骤e的洗涤和吹干；

g) 抗原片加固封剂（甘油缓冲液）1滴，覆以盖玻片，在荧光显微镜下观察；

h) 试验对照：每批次试验包括下列对照：

——4+阳性血清和1+阳性血清对照，血清用PBS液和吸收剂分别按1∶5~1∶20稀释；

——非特异血清对照；

——染色对照：用0.01 mol/L PBS和吸收剂分别替代荧光抗体。

A.4.3.3.4　结果判读与报告

与不同阳性强度的对照血清相比，荧光显微镜下梅毒螺旋体的荧光强度等于或强于1+对照血清，判断和报告为阳性结果；无荧光判断为阴性结果；有微弱荧光但弱于1+对照血清判断为临界反应，需重复试验或用其他梅毒螺旋体血清学试验证实。

A.4.3.4 梅毒螺旋体酶联免疫吸附试验（ELISA）

A.4.3.4.1 原理

该试验是用经纯化及超声裂解处理的梅毒螺旋体，或经纯化的梅毒螺旋体重组蛋白作为抗原包被固相板条，加上患者血清和辣根过氧化酶标记的抗人IgG抗体，利用酶免疫法检测患者血清中的抗梅毒螺旋体特异性抗体。

A.4.3.4.2 材料

具体材料如下：

a）ELISA试剂盒：含包被梅毒螺旋体抗原的反应板（96孔），标本稀释液，洗涤液，使用前按说明书要求稀释，酶结合物，底物液（A液和B液），反应终止液，阳性对照血清，阴性对照血清；

b）其他：酶标检测仪，洗板机等。

A.4.3.4.3 方法

具体方法如下：

a）取标本稀释液100 μL加到反应板孔内，再加入待检血清10 μL，同时作阳性和阴性对照，置37 ℃孵育30 min；

b）洗涤液洗板5次，拍干；

c）每孔加酶结合物100 μL，置37 ℃孵育15 min；

d）洗涤液洗板5次，拍干；

e）每孔加底物液 A 液、B 液各 1 滴（各 50 μL），37 ℃ 避光孵育 15 min；

f）每孔加终止液 1 滴（50 μL）终止反应；

g）置酶标检测仪 450 nm 波长测定光密度（OD 值）。

A.4.3.4.4 结果判定

阈值（cut off）= 0.10 + 阴性对照平均 OD 值（阴性对照 OD 值 < 0.05 时按 0.05 计算）。

标本 OD 值 < 阈值时，结果为阴性。

标本 OD 值 ≥ 阈值，结果为阳性（或按各诊断试剂要求判定结果）。

A.4.3.4.5 注意事项

试剂盒置 4 ℃ ~ 8 ℃ 保存。

不同批号试剂不能混用。

严格按试剂盒说明书要求操作。

反应的温度和时间应严格控制。

A.4.3.5 梅毒螺旋体快速检测试验（RT）

A.4.3.5.1 原理

以硝酸纤维膜为载体，将重组的梅毒螺旋体抗原固定在膜上，待检标本（全血、血清或血浆）与标记的梅毒螺旋体特异性抗原结合并沿着固相载体迁移，阳性结果在膜上特定部位显示出有色条带，可以直接判读结果。

A.4.3.5.2 材料

试剂盒：主要包括测试板、一次性滴管。

A.4.3.5.3 方法

不同试剂盒检测步骤有所不同，其基本流程如下：

a）用一次性滴管或移液器滴加一定量待检标本（全血、血清或血浆）于加样孔中；

b）立即在加样孔中加入一定量的缓冲液；

c）置室温反应 15 min ~ 20 min。

A.4.3.5.4 结果判定

在规定时间内判读结果。

观察质控条带，判断试验有效性，如没有出现质控条带，说明试验无效，需重复试验。

测试区（T）和质控区（C）内，两条显色条带同时出现，报告阳性结果。仅质控区（C）出现一条显色条带，测试区（T）内无显色条带出现，报告阴性结果。

A.4.3.5.5 注意事项

如果结果存在疑问，可用 TPPA 或其他方法进行重复试验。

如出现无效结果，重新测试。如果问题仍然存在，应停止使用此批号产品。

A.4.3.6 梅毒螺旋体化学发光免疫试验（CLIA）

A.4.3.6.1 原理

是利用双抗原夹心法化学发光免疫分析原理，采用梅毒螺旋体多种特异抗原包被固相发光微孔板，用辣根过氧化酶标记相同蛋白抗原作为标记抗原，与样本中的梅毒螺旋体抗体形成双抗原夹心复合物后，加入化学发光底物液，测定其发光值，根据阈值判定结果。

A.4.3.6.2 材料

具体材料如下：

a）CLIA 试剂盒：含包被梅毒螺旋体抗原的微孔板（96 孔），酶标记物，化学发光底物液 A、B，洗涤液，封板膜，阳性对照血清，阴性对照血清等；

b）其他：化学发光免疫分析仪，洗板机，微量振荡器等。

A.4.3.6.3 方法

对于手工操作实验按以下操作程序进行（采用全自动化学发光分析则根据试剂使用说明书操作）：

a）准备：自 4 ℃ 冰箱中取出试剂盒，室温（20 ℃ ~ 27 ℃）平衡 30 min；

b）实验设计：将微孔板从密封袋中取出，设空白对照 1 孔，阴性对照 2 孔，阳性对照 3 孔，根据设计的样本数量在板架上放好微孔板条；

c）加样：除空白对照孔外，其余每孔分别加入阴性对照、阴性对照、质控品或样本 100 μL；

d）温育：用微量振荡器振荡混匀 5 s，用封板膜封闭微孔板，置 37 ℃ 温育 60 min；

e）洗板：洗涤液洗板 5 次，拍干；

f）加酶标记物：除空白对照孔外，其余每孔加入酶标记物 100 μL；

g）洗板：洗涤液洗板 5 次，拍干；

h）加底物液：每孔加入现配的化学发光底物工作液 100 μL，用微量振荡器振荡混匀 5 s；

ⅰ）测量：加入底物液后室温（20 ℃ ~27 ℃）静置避光反应 5 min，立即在微孔板微孔板发光分析仪上依序测量各孔的发光值（RLU）。

A.4.3.6.4 结果判定

根据化学发光分析仪测量的 RLU 自动判读结果。标本 RLU≥阈值报告阳性，＜阈值报告阴性（或按各诊断试剂要求判定结果）。

A.4.3.6.5 注意事项

检测结果要及时进行测量，否则可能会引起较大的测量误差。

血清标本应注意不含或极少含红、白细胞，否则可能会导致假阳性结果。

高血脂或者溶血样本、受到微生物污染样本及反复冻融或者热灭活后的样本均会影响检测的准确性然而导致错误的结果。

84 消毒液等强氧化剂能引起发光底物液发生反应，导致结果误判，故化学发光操作实验室应禁止使用此类消毒剂。

A.4.3.7 临床意义

A.4.3.7.1 梅毒螺旋体血清学试验的敏感性和特异性均较高，一期梅毒的敏感性为 70%~100%，二期梅毒达 100%，三期梅毒 95%~98%，特异性 94%~100%。

A.4.3.7.2 梅毒螺旋体血清学试验多用作证实试验，特别是隐性梅毒及一些非梅毒螺旋体血清学试验阴性而又怀疑为梅毒的患者。也可适用于人群的筛查、产前检查及健康体检等。但不能用于观察疗效、判断复发及再感染。

A.4.3.7.3 梅毒螺旋体血清学试验偶可出现生物学假阳性反应。

A.4.3.8 梅毒螺旋体 IgM 抗体检测

A.4.3.8.1 原理

测定梅毒螺旋体 IgM 抗体方法的基本原理是分离血清中的 IgM 和 IgG 抗体后,再采用相应的梅毒螺旋体血清学试验检测。亦可采用抗 IgM 单克隆抗体的 ELISA 法以及免疫印迹法等进行检测。此处介绍免疫印迹法。

A.4.3.8.2 材料

试剂盒:免疫印迹法主要包括缓冲液、酶结合物、底物、免疫印迹检测膜、温育反应槽等。

A.4.3.8.3 方法

基本流程如下:

a) 在置有检测膜的温育反应槽中加缓冲液,温育一定时间后吸去;

b) 立即加入血清,反应一定时间后吸去;

c) 用缓冲液清洗检测膜 3 次;

d) 加入酶结合物,反应一定时间后吸去;

e) 加入底物,反应一定时间后吸去;

f) 加入蒸馏水终止反应,判读结果。

A.4.3.8.4 结果判定

在规定时间内判读结果。观察质控条带,判断试验有效性,如没有出现质控条带,说明试验无效,需重复试验。

根据测试区显色条带出现情况,报告阳性或阴性结果。

A.4.3.8.5 注意事项

如出现无效结果，重新测试。如果问题仍然存在，应停止使用此批号产品。

A.4.3.8.6 临床意义

检测到 IgM 抗体有助于对胎传梅毒、神经梅毒及一期梅毒早期的诊断。

A.5 梅毒的组织病理

A.5.1 梅毒的基本病理变化

梅毒的基本病理变化如下：

a）血管内膜炎：特别是小动脉内皮细胞肿胀与增生；

b）血管周围炎：血管周围大量淋巴细胞和浆细胞浸润；

c）二期梅毒后期和三期梅毒常见上皮样细胞和多核巨细胞等组成的肉芽肿性浸润；

d）银染色、免疫组化染色和 PCR 检测可发现组织中的梅毒螺旋体病原体。

A.5.2 一期梅毒

损害边缘表皮棘层增生肥厚，可表现为假性上皮瘤样增生，海绵形成，淋巴细胞和中性粒细胞移入表皮。

近中心表皮逐渐变薄，出现水肿及炎症细胞浸润。病损中央可形成溃疡。

真皮乳头水肿，真皮血管内皮细胞明显肿胀、增生、闭塞具有特征性，血管周围致密的淋巴细胞、组织细胞，少量的中性粒细胞和浆细胞浸润。胶原纤维间有大量黏液样物质沉积。

银染色在真皮血管周围的细胞间隙、巨噬细胞、内皮细胞和表皮中可见梅毒螺旋体。

A.5.3 二期梅毒

A.5.3.1 斑疹、丘疹和丘疹鳞屑性皮损

表皮正常或棘层增生肥厚，海绵形成，基底细胞液化变性，中性粒细胞移入表皮，形成海绵状脓疱，可有角化不全。

真皮乳头水肿，真皮血管扩张，管壁增厚，内皮细胞肿胀，血管周围淋巴细胞、组织细胞和大量浆细胞浸润。浸润的炎症细胞围绕血管呈袖套状。也可出现真皮浅层苔藓样浸润或毛囊汗腺周围明显炎症细胞浸润。

银染色约1/3的病例可见梅毒螺旋体，也可以用免疫组化染色加以证实。

A.5.3.2 扁平湿疣

表皮明显增生，海绵形成，中性粒细胞移入和表皮内微脓肿形成，含大量梅毒螺旋体。

真皮内大量浆细胞、淋巴细胞等炎症细胞致密浸润，血管病变明显。

A.5.4 三期梅毒

表皮一般没有明显变化，真皮内由上皮样细胞、常有多核巨细胞组成的肉芽肿，周围大量淋巴细胞及浆细胞等炎症细胞浸润，其中含较多血管，血管病变较二期轻。

结节型：表现为结核样肉芽肿改变，浸润限于真皮，肉芽肿较小，干酪样坏死不广泛，甚或缺如，周围淋巴细胞和少量浆细胞浸润。大血管不受累。

树胶肿型：浸润侵及真皮和皮下组织，有大量浆细胞、淋巴细胞、上皮样细胞和多核巨细胞，病损中央形成广泛的干酪样或树胶样坏死。可见残留的坏死细胞和结缔组织，病变处弹性纤维被破坏，炎症愈重破坏亦愈重。常见动脉内膜炎。梅毒螺旋体数量很少。

A.5.5 内脏梅毒

病理变化为两种，树胶肿性及弥漫性间质性炎症。树胶肿同皮肤树胶肿。弥漫性间质性炎症表现为小血管周围及血管壁淋巴细胞和浆细胞浸润，闭塞性动脉炎，组织结构逐渐纤维化。

A.5.6 胎传梅毒

无一期梅毒硬下疳的局部病变，其余皮肤病变与获得性各期梅毒相同。其不同者为早期胎传梅毒可有水疱—大疱病变。其病理变化为：

a）其水疱顶部为1~2层疏松幼稚表皮细胞；

b）疱液内含多少不等单核及中性粒细胞及脱落表皮细胞；

c）真皮呈弥漫性急性炎症浸润，浸润细胞为中性粒细胞及淋巴细胞，无浆细胞；

d）银染色或免疫组化染色可在疏松的组织间隙中及疱液内可发现大量梅毒螺旋体。

附录二
淋病行业诊断标准

1. 范围

本标准规定了淋病的诊断依据、诊断原则、诊断和鉴别诊断。

本标准适用于全国各级各类医疗卫生机构及其医务人员对淋病的诊断。

2. 术语和定义

下列术语和定义适用于本文件。

2.1 淋球菌 gonococcus

淋病奈瑟菌（*Neisseria gonorrhoeae*）的简称，又称淋病双球菌，是奈瑟（Albert Neisser）于1879年首先在淋病患者的脓性分泌物涂片中发现，为革兰阴性菌，常成对排列，菌体呈肾形或蚕豆形，大小 $0.6~\mu m \sim 0.8~\mu m$。在淋球菌培养基孵育后，可形成圆形稍隆起、光滑、半透明的露滴状菌落。淋球菌的生化反应只分解葡萄糖，产酸不产气，不分解麦芽糖、蔗糖和乳糖。

2.2 淋病 gonorrhoea

由淋球菌感染泌尿生殖系统、肛门直肠、咽部等所致的，以化脓性炎症为主要特征的一种性传播疾病。主要通过性接触传播，引起尿道炎、宫颈炎、直肠炎、咽炎等，如不及时治疗可向周围组织扩散引起相应的并发症和后遗症，甚至通过血行播散引起脑膜炎、心内膜炎等；也可通过母婴传播引起新生儿眼炎等。

3. 诊断依据

3.1 流行病学史

有不安全性行为史，或性伴感染史，或多性伴史。新生儿患者的母亲有淋病史。

3.2 临床表现

3.2.1 潜伏期

1 d ~ 10 d，常为 3 d ~ 5 d。

3.2.2 无合并症淋病

3.2.2.1 男性淋菌性尿道炎最初症状为尿道口痒、有稀薄或黏液脓性分泌物，多数患者 24 h 后症状加剧，出现尿痛、烧灼感，分泌物增多，为黏稠的深黄色脓液，可伴有尿频、尿急。严重者可出现龟头、包皮内板红肿，有渗出物或糜烂，包皮水肿，可并发包皮嵌顿。查体可见尿道口红肿充血及脓性分泌物。

3.2.2.2 女性症状比男性轻，部分患者可无明显症状。在成年女性淋病主要引起宫颈炎，可同时或单独有尿道炎，有症状者常出现白带增多、发黄，有的伴下腹痛、尿痛、尿频和尿急。妇科检查时宫颈充血、红肿，易接触出血，宫颈口有黏液脓性分泌物。女童患者表现为弥漫性阴道炎继发外阴炎，可见阴道口、尿道口、会阴部红肿，病变部位可出现糜烂、溃疡和疼痛,阴道有脓性分泌物,排尿困难等。

3.2.3 有合并症淋病

3.2.3.1 治疗不及时部分患者可出现合并症,男性主要为附睾炎、睾丸炎和前列腺炎。附睾炎、睾丸炎发病急,初起时阴囊或睾丸有牵引痛,进行性加重,且向腹股沟处扩散,常有发热、全身不适。检查可见附睾、睾丸肿大、压痛,病情严重时可触及肿大的精索及腹股沟淋巴结。病变后期可引起附睾结缔组织增生、纤维化和输精管闭锁,引起不育。前列腺炎表现为发热、尿痛、尿频、尿急,有排尿不尽感和会阴胀痛,前列腺肛检有明显压痛和肿大。前列腺分泌物中有大量脓细胞、卵磷脂小体减少。此外,男性还可并发其他并症如尿道旁腺炎、尿道周围脓肿、海绵体炎、龟头炎或龟头包皮炎、尿道狭窄等。

3.2.3.2 女性合并症主要为盆腔炎,包括子宫内膜炎、输卵管炎、输卵管卵巢脓肿、腹膜炎等。好发于育龄妇女,多数病人有白带增多,且为脓性或血性。全身症状明显,如畏寒、发热、头痛、厌食、恶心、呕吐、双下腹痛。检查可见下腹压痛、触痛和肌紧张,尿道、宫颈等处有脓性分泌物。可发展为输卵管卵巢脓肿或盆腔脓肿,此时可在附件和阴道后穹窿处触及肿物,触痛明显,按之有波动感,如果脓肿破裂,则有腹膜炎甚至中毒性休克等表现,以后可造成输卵管粘连、阻塞以致不孕或异位妊娠。此外女性还可并发前庭大腺炎,表现为前庭大腺红肿、疼痛,腺体开口处有脓性分泌物,大阴唇下1/2肿胀明显,还可伴有全身症状和腹股沟淋巴结肿大。

3.2.4 泌尿生殖道外的淋病

3.2.4.1 淋菌性眼炎

新生儿淋菌性眼炎常为经患淋病母亲产道分娩时感染所致，多为双侧性，一般于生后 3 d 内出现症状。成人淋菌性眼炎多为自我接种感染或密切接触被分泌物污染的物品所致，单侧或双侧。临床表现为睑结膜充血水肿，有较大量脓性分泌物，治疗不及时角膜可失去光泽，继而溃疡，甚至发生穿孔及全眼球炎，最后可导致失明。

3.2.4.2 淋菌性咽炎

主要由于口交所致。多数患者无症状或症状轻微，少数可表现为咽部疼痛、灼热、吞咽困难。查体可见咽黏膜充血，扁桃体红肿，有脓性分泌物附着于咽后壁。

3.2.4.3 淋菌性直肠炎

多见于肛交后。多数患者为无症状感染，少数表现为肛门瘙痒、疼痛或坠胀感，排便时加重，有脓性分泌物排出。查体可见直肠黏膜肿胀、充血、糜烂、渗血。

3.2.5 播散性淋球菌感染

淋球菌通过血行播散至全身，临床罕见。表现为发热、寒战、皮损、关节疼痛等。皮损初起为红色小丘疹、红斑，继而出现水疱或脓疱。关节受累好发于膝、肘、腕等关节，表现为关节疼痛、局部肿胀、关节腔内积液和关节活动受限，即为淋菌性关节炎。可发生致命的并发症如淋菌性脑膜炎、心内膜炎、心包炎、心肌炎、肝周炎甚至败血症等。

3.3 实验室检查

3.3.1 涂片革兰染色镜检

临床疑似患者取分泌物，涂片，做革兰染色镜检，可见典型的多形核白细胞内革兰阴性双球菌。有明显尿道症状的男性淋菌性尿道炎尿道分泌物标本镜检阳性有确诊价值。见附录 A。

3.3.2 淋球菌培养

取尿道或宫颈分泌物，或其他临床标本做淋球菌培养，可从临床标本中分离到形态典型、氧化酶试验阳性的菌落。取菌落做涂片检查，可见革兰阴性双球菌，糖发酵试验分解葡萄糖，不分解其他糖。

3.3.3 淋球菌核酸检测

取尿液、尿道或宫颈分泌物标本做淋球菌核酸检测阳性，见附录 B。

4. 诊断原则

依据流行病学史、临床表现及实验室检查进行综合分析，做出诊断。

5. 诊断

5.1 疑似病例

男性淋菌性尿道炎病例符合 3.1 和 3.2；其他病例符合 3.1、3.2 和 3.3.1。

5.2 确诊病例

男性淋菌性尿道炎病例符合 3.1 和 3.2，同时符合 3.3 中任一项；其他病例符合 3.1 和 3.2，同时符合 3.3.2 或 3.3.3。

6. 鉴别诊断

6.1 生殖道沙眼衣原体感染

潜伏期长，平均1周~3周，症状较轻微或无症状。主要表现为尿道刺痛或痒感，部分伴有轻重不等的尿频、尿急、尿痛。尿道口或宫颈充血、水肿，可有少量稀薄浆液性或浆液脓性分泌物。沙眼衣原体检查阳性。

6.2 其他

6.2.1 非特异性尿道炎

与性病无关的细菌性尿道炎，如继发于包茎的尿路感染，或继发于尿道导管插入术和其他尿道器械操作引起的损伤后感染。镜检常为革兰阳性球菌。

6.2.2 念珠菌性阴道炎

外阴、阴道瘙痒，白带增多，呈白色凝乳样或豆腐渣样，可有异味，大小阴唇潮红肿胀，阴道黏膜充血水肿，有乳白色薄膜黏附，除去薄膜可见轻度糜烂，白膜镜检可见大量卵形孢子及假菌丝。

6.2.3 滴虫性阴道炎

外阴瘙痒，有大量黄白色或黄绿色分泌物，呈泡沫状，有腥臭味，阴道黏膜及宫颈明显充血并有斑点状出血，宫颈可呈特征性草莓状外观，分泌物镜检可见毛滴虫。

6.2.4 细菌性阴道病

白带增多，呈灰白色或灰绿色，均匀一致如面糊状黏附于阴道壁，有鱼腥样恶臭，pH增高，胺试验阳性，涂片可见乳酸杆菌减少，革兰阴性菌增多，有大量椭圆形短杆状加特纳菌，可查见线索细胞。

附录 A
（规范性附录）
淋球菌感染的实验室诊断方法

A.1 标本的采集

A.1.1 取材拭子

藻酸钙拭子、普通棉拭子及涤纶拭子均可采用，但核酸检测应采用试剂盒配套拭子。

A.1.2 取材部位

淋球菌的易感细胞是柱状上皮细胞。应根据患者的年龄、性别、性接触方式、临床表现及诊断试验的方法决定标本采集的适合部位。同一患者行多部位取材可增加检出阳性率。对男性异性恋患者，一般仅采集尿道标本，有口交史者加取咽部标本；对男男性行为者应采集尿道、直肠及咽部标本；对女性患者常规采集宫颈标本，必要时从尿道、直肠、咽部、前庭大腺和尿道旁腺取材；对幼女采集阴道分泌物；对播散性淋球菌感染者，除泌尿生殖道标本外，还可采集血液、关节液或皮损标本。对新生儿眼炎患者采集眼结膜分泌物，对其母亲采集宫颈、尿道或直肠标本。

A.1.3 不同类型标本的采集方法

A.1.3.1 尿道拭子

对男性患者，先用生理盐水清洗尿道口，将男用取材拭子插入尿道内 2 cm～3 cm，稍用力转动，保留 5 s～10 s

后取出。对女性患者，可用手指自耻骨联合后沿女性尿道走向轻轻按摩尿道，用同男性相似的方法取材。在采集尿道拭子前患者应至少 1 h 没有排尿。

A.1.3.2 宫颈拭子

取材前用温水或生理盐水湿润扩阴器，应避免使用防腐剂和润滑剂，因为这些物质对淋球菌的生长有抑制作用。如果宫颈口外面的分泌物较多，先用无菌棉拭清除过多的分泌物。将女用取材拭子插入宫颈管内 1 cm～2 cm，稍用力转动，保留 5 s～10 s 后取出。

A.1.3.3 直肠拭子

将取材拭子插入肛管内 2 cm～3 cm，接触直肠侧壁 10 s，避免接触粪团，从紧靠肛环边的隐窝中取出分泌物。如果拭子碰到粪团，应更换拭子重新取材。有条件时可在直肠镜的直视下采集直肠黏液脓性分泌物。

A.1.3.4 阴道拭子

青春期前女孩可采集阴道标本。将取材拭子置于阴道后穹窿 10 s～15 s，采集阴道分泌物。如果处女膜完整，则从阴道口取材。

A.1.3.5 咽拭子

将取材拭子接触咽后壁和扁桃体隐窝采集分泌物。

A.1.3.6 眼结膜拭子

翻开下眼睑，用取材拭子从下眼结膜表面采集分泌物。

A.1.3.7 尿液

在采集尿液标本前患者应至少 1 h 没有排尿，用无菌、无防腐剂的塑料容器收集前段尿液 10 mL～20 mL。24 h 以内检测的尿液，应置于 4 ℃ 冰箱保存，超过 24 h 检测时，应冻存于 -20 ℃ 或 -70 ℃ 冰箱。

A.1.4 标本的运送

淋球菌的抵抗力弱，对热敏感，不耐干燥。取材后标本若不能立即接种于分离培养基，需置于运送培养基中。Amies 培养基及 Stuart 培养基为常用的两种非营养型运送培养基。置于运送培养基中的标本应在 12 h 内送到实验室，接种于选择性的分离培养基，分离阳性率可达 90% 以上。超过 24 h 则分离阳性率下降。

A.2 实验室诊断方法

A.2.1 革兰染色镜检

A.2.1.1 仪器和材料

显微镜及革兰染液。

A.2.1.2 革兰染色方法

A.2.1.2.1 涂片固定：取材后将拭子在玻片上轻轻滚动一下，制成薄而均匀的涂片，自然干燥后将涂片（涂膜面向上）迅速通过火焰 2 次 ~ 3 次，加热固定。应避免加热过度使细胞形态扭曲。

A.2.1.2.2 革兰染色步骤如下：

1) 将结晶紫溶液铺满在涂片的涂膜面上，染色 30 s ~ 60 s，流水轻轻冲洗。

2) 将碘液铺满涂膜面上，染色 30 s ~ 60 s，流水轻轻冲洗。

3) 用乙醇或丙酮脱色，至涂膜无蓝色脱下为止。一般需 10 s ~ 20 s（时间长短取决于涂片的厚薄，应避免过度脱色），流水轻轻冲洗。

4）用碱性复红或沙黄染液复染 60 s，流水冲洗后用吸水纸轻轻吸干。

A.2.1.2.3 结果观察：在光学显微镜（100 倍物镜或油镜）下检查涂片。检查时注意观察细胞类型（如上皮细胞、多形核白细胞），病原体的染色特性（革兰阳性或阴性）、形状（球状或杆状）及位置（细胞内或细胞外）等。淋球菌为革兰阴性菌，常成对排列，菌体呈肾形，二菌长轴平行，接触面平坦或稍凹，位于多形核白细胞内。

A.2.1.2.4 结果报告：多形核白细胞内见到形态典型的成对的革兰阴性双球菌为阳性；多形核白细胞外见到形态典型的革兰阴性双球菌为可疑；有或无多形核白细胞但无革兰阴性双球菌为阴性（可仅报告多形核白细胞数）。

A.2.1.2.5 临床意义：革兰染色的敏感性和特异性取决于标本的类型。对来自男性淋菌性尿道炎的尿道分泌物标本，其敏感性及特异性可高达 95%～99%，具有诊断价值。但检测宫颈标本、无症状男性尿道拭子及取自直肠标本时，其敏感性仅为 40%～70%，故应采取分离培养方法鉴定。不推荐用革兰染色直接显微镜检查诊断直肠和咽部淋球菌感染，亦不能用于疗后判愈。如果在多形核白细胞外见到形态典型的革兰阴性双球菌，需做培养进行确证。

A.2.2 淋球菌的分离培养

A.2.2.1 培养基

分离淋球菌一般选用营养丰富的选择性培养基。常用的选择性培养基有改良的 Thayer-Martin（T-M）培养基、含抗生素的血液琼脂或巧克力琼脂培养基。可购买商品化的培养基或实验室自配，培养基应密封在塑料袋中，于 4 ℃ 冰箱贮存，贮存时间不应超过 3 周，时间过久则分离率降低。分述如下：

a）Thayer-Martin（T-M）培养基

1）成分。包括 GC 基础培养基，血红蛋白粉，VCNT 抑菌剂（含万古霉素、多粘菌素、三甲氧苄胺嘧啶和制霉菌素），Iso-Vitalex 增菌剂。

2）配制方法。以配制 500 mL 培养基为例，步骤如下：

- 称取 GC 琼脂粉 18 g，置一烧瓶中，加 235 mL 蒸馏水，摇匀后置沸水浴 15 min ~ 30 min，使琼脂完全溶解；
- 称取血红蛋白粉 5 g，加于乳钵内，用 250 mL 蒸馏水分次研磨溶解后，置沸水浴 15 min ~ 30 min；
- 将上述两种溶液置于 121 ℃ 高压灭菌 15 min，冷却至 50 ℃，在无菌条件下将血红蛋白溶液缓慢加入到琼脂液内，弃去可能存在的血红蛋白沉渣；
- 取 1 小瓶 Iso-Vitalex 增菌剂，用所附的一小瓶稀释液溶解后加入到步骤 3 所配的混合液中，边加边摇；
- 取一小瓶 VCNT 抑菌剂，用 5 mL 无菌蒸馏水溶解后加入到步骤 4 所配的混合液中，边加边摇；
- 在无菌条件下将配好的培养基分装入无菌平皿中，待凝固后，用塑料袋封存，置 4 ℃ 冰箱保存备用。

b）GC 血液琼脂培养基

1）成分。包括 GC 基础培养基和脱纤维羊血。

2）配制方法：以配制 500 mL 培养基为例，步骤如下：

- 取 GC 琼脂粉 18 g，置一烧瓶中，加 450 mL 蒸馏水，摇匀后置沸水浴 15 min~30 min，使琼脂完全溶解；
- 将 GC 琼脂溶液置于 121 ℃ 高压灭菌 15 min，冷却至 50 ℃；
- 在无菌条件下将 50 mL 脱纤维羊血（羊血在临用前置 37 ℃ 水浴预热）加入到琼脂溶液中，摇匀后分装于无菌平皿中，待凝固后，置塑料袋封存，置 4 ℃ 冰箱保存备用。

c）Amies 运送培养基

1）成分。活性炭 5 g，氯化钠（NaCl）1.5 g，磷酸氢二钠（Na_2HPO_4）0.575 g，磷酸二氢钾（KH_2PO_4）0.1 g，氯化钾（KCl）0.1 g，硫代乙酸钠 0.5 g，氯化钙（CaCl）0.05 g，氯化镁（MgCl）0.05 g，琼脂 2 g，蒸馏水 500 mL。

2）配制方法：以配制 500 mL 培养基为例，步骤如下：
- 将各种成分加到 500 mL 蒸馏水中，充分混合；
- 121 ℃ 高压灭菌 15 min，冷却至 50 ℃，然后分装于小管中，每管 6 mL。在分装时，不时摇动混匀琼脂，以使活性炭末处于均匀混悬状态；
- 置 2 ℃~8 ℃ 可储存 6 个月。

A.2.2.2 接种标本

取材后标本应尽可能及早接种。培养基应先置于室温中预温。将取材的拭子转动涂布于平皿的上 1/4 范围，然后用接种环分区划线，以保证获得较纯的单个菌落。

A.2.2.3 培养条件

接种标本后，立即将平皿置于（36±1）℃，含 5%~10% CO_2，湿润（70% 湿度）的环境中培养。淋球菌为需氧菌，但初代分离需要 CO_2。CO_2 环境可由 CO_2 培养箱、CO_2 产气袋或烛缸提供。使用烛缸时，应使用白色、无芳香味的无毒蜡烛。在烛缸底部放些浸水棉球以保持一定的湿度。

A.2.2.4 观察结果

培养 24 h 后检查平皿，此时没有菌生长的平皿应继续培养至 72 h，仍无菌生长才可丢弃，做出淋球菌培养阴性的报告。因为某些菌株，如 AHU-营养型菌株生长缓慢，且菌落小。如果培养时间不足 72 h，它们可能会被忽略。对选择性培养基上分离的可疑菌落应做进一步鉴定。

A.2.2.5 淋球菌的初步鉴定

A.2.2.5.1 菌落特征。选择性培养基上分离出的淋球菌菌落大小及形态随培养基及培养时间的不同可有差异。一般而言，在 TM 平皿上生长 24 h 后直径为 0.5 mm~1 mm，呈圆形、凸起、湿润、光滑、半透明或灰白色菌落，通常有黏性。培养 48 h 后菌落直径可达 3 mm，边缘平滑或呈锯齿状，表面粗糙。

A.2.2.5.2 氧化酶试验。淋球菌具有氧化酶，能将氧化酶试剂氧化成醌类化合物，出现颜色反应。鉴定事项如下：

a）试剂。包括盐酸四甲基对苯二胺及盐酸二甲基对苯二胺，前者更敏感，工作液为 0.5%~1% 水溶液。

b）方法。将氧化酶试剂滴加于可疑菌落上，观察颜色变化。也可先将试剂滴在一小张滤纸上，然后用白金耳或塑料接种环（含铁接种环可与氧化酶试剂发生反应，产生假阳性）挑取可疑菌落与之接触；或先将菌落涂在滤纸上，再滴加试剂，观察有无颜色变化。

c）结果。在 10 s～15 s 内出现深紫红色（二甲基对苯二胺）或深紫蓝色（四甲基对苯二胺）即为阳性反应。

d）注意事项。氧化酶试剂对细胞有毒性，可迅速杀死淋球菌。因此，需保留菌株时应注意不要将试剂滴于全部可疑菌落上，留一部分菌落做传代培养。

e）临床意义。淋球菌氧化酶试验为阳性，但氧化酶反应并非特异性试验。所有奈瑟菌属细菌及许多其他细菌包括多数弧菌、布氏菌属、绿脓杆菌及嗜血杆菌属等氧化酶反应亦呈阳性。如氧化酶阴性，一般可排除淋球菌。

A.2.2.5.3 革兰染色。取单个可疑菌落制备涂片做革兰染色，在油镜下检查。24 h 的新鲜菌落可见到呈典型肾形的革兰阴性双球菌（约占 25%），其余呈单球、四联或八叠形。超过 48 h 的较老培养物，因细菌自溶，革兰染色常难以说明问题。

A.2.2.6 淋球菌的确认鉴定

A.2.2.6.1 注意事项

对于取自泌尿生殖道的标本，在选择性培养基上分离出氧化酶阳性的革兰阴性双球菌一般可诊断为淋球菌，准确率 98%。但对取自泌尿生殖道以外部位的标本，来自低危人群如儿童的分离株，以及涉及医疗法律案例的分离株，应对培养的菌株经糖发酵试验进一步鉴定确证。

A.2.2.6.2 糖发酵试验

该试验检测奈瑟球菌分解特定糖类（葡萄糖、麦芽糖、乳糖及蔗糖）而产酸的能力。根据淋球菌仅分解葡萄糖，脑膜炎球菌分解葡萄糖和麦芽糖等可将淋球菌与其他奈瑟球菌加以鉴别。鉴定事项如下：

a）试剂。配制20%的葡萄糖、麦芽糖、乳糖及蔗糖，过滤除菌。配制缓冲平衡盐指示溶液（BSS）：每1 L中含磷酸氢二钾（K_2HPO_4）0.4 g、磷酸二氢钾（KH_2PO_4）0.1 g、氯化钾（KCl）8.0 g、酚红0.6 g、pH 7.1～pH 7.2。过滤除菌，贮于4 ℃备用。

b）方法。WHO推荐的微量试管法，步骤如下：

1）取在非选择性（不含抗生素）巧克力琼脂或血液琼脂培养基上过夜生长的纯培养淋球菌（2接种环），在0.4 mL BSS中制成浓厚菌悬液；

2）取5支小试管，在1管～4管中分别加入20%过滤除菌的葡萄糖、麦芽糖、乳糖及蔗糖各0.05 mL。第5管不加糖，作为阴性对照管；

3）每管加入0.1 mL BSS；

4）每管加0.05 mL菌悬液，充分混匀，置37 ℃水浴箱中孵育4 h，观察结果。

c）结果观察。淋球菌仅发酵葡萄糖，不发酵其他糖类。仅葡萄糖管颜色由红变为黄色，为淋球菌。

d）注意事项。用于试验的糖类纯度要高，尤其是麦芽糖应为分析纯级。糖发酵试验中常因杂菌污染导致假阳性反应或培养物过老自溶而导致假阴性反应。因此，待测菌应为纯培养物，不能用选择性培养基上的初代分离菌（可能含有杂菌）。此外，菌悬液浓度要足够高。每批试验应有 WHO 或 ATCC 标准菌株做质控。

e）临床意义。选择性培养基上分离出的氧化酶阳性、革兰阴性的双球菌，若糖发酵试验阳性可确定为淋球菌。糖发酵试验的特异性为 99%～100%，某些淋球菌菌株尤其是 AHU－分离株反应弱，可呈现阴性葡萄糖反应，需用另外的试验加以鉴定。麦芽糖阴性的脑膜炎球菌也会被误鉴定为淋球菌，对泌尿生殖道外的分离株最好采用一种以上的鉴定方法。

A.2.3 淋球菌核酸检测

见附录 B。

附录 B
（规范性附录）
淋球菌核酸检测

B.1 基本情况

目前，经国家批准的检测淋球菌核酸的试剂盒有 DNA 和 RNA 检测，检测技术为 PCR－荧光探针法或荧光 PCR。有单独检测淋球菌，也有同时检测沙眼衣原体、淋球菌的试剂盒。

B.2 仪器与材料

B.2.1 仪器

荧光定量 PCR 仪、高速冷冻离心机、旋涡混合器、加热仪、移液器等。

B.2.2 材料

试剂盒一般提供包括 DNA 或 RNA 提取液、PCR 反应液（含引物、探针和酶等）、临界阳性质控标准品，阴性和阳性质控品等。

B.3 检测步骤

B.3.1 核酸提取（可使用商品化核酸提取试剂盒按说明进行提取）：将标本充分洗脱至无菌生理盐水中，离心沉淀；沉淀中加核酸提取液并充分混匀，沸水浴处理，转至 4 ℃ 静置以保证充分裂解；离心沉淀，取上清液做 PCR 反应模板液；质控品处理：取阴、阳性对照质控标准品加核酸提取液混匀，提取核酸方法同标本。

B.3.2 加样：根据待检测样本数量将 PCR 反应液分装至 PCR 反应管中，然后分别加入已处理好的待检样品，阴性和阳性质控标准品，以及临界阳性质控标准品，加盖后离心数秒钟。

B.3.3 核酸扩增检测：将各反应管放入实时荧光 PCR 仪，按对应顺序设置阴阳性质控标准品以及未知标本，并设置样品名称、标记荧光基团种类和扩增条件。设置扩增参数：依据试剂盒和仪器的不同而有所不同，如 95 ℃ 变性 5 min，以 95 ℃ 30 s、60 ℃ 30 s 扩增 40 个循环，在 60 ℃ 进行荧光检测。

B.3.4 检验结果的解释

B.3.4.1 阈值设定：以阈值线刚好超过正常阴性对照扩增曲线的最高点。

B.3.4.2 结果判断：按照不同荧光检测仪和商品化试剂盒设定的结果判断。

B.4 临床意义

泌尿生殖道标本中检测到淋球菌核酸可作为淋球菌感染的依据。

B.5 注意事项

B.5.1 核酸扩增试验应在经过省级以上临床检验中心认证的实验室开展。

B.5.2 实验室应严格按照《医疗机构临床基因扩增管理办法》规范管理，实验人员应进行专业培训，严格按照试剂盒说明书要求进行操作。

B.5.3 应使用经国家批准的试剂盒。